G. Späth

Herzinsuffizienz

G. Späth

Herzinsuffizienz

update 1988

Walter de Gruyter
Berlin · New York 1988

Dr. med. Gudrun Späth
Intensivstation der Inneren Abteilung des Paracelsuskrankenhauses Ruit,
Landkreis Esslingen,
Akademisches Lehrkrankenhaus der Universität Tübingen
(Chefarzt Dr. med. H. Rohr)
Hedelfinger Straße 166
D-7302 Ostfildern 1

unter Mitarbeit von Margarete Zeyer

Das Buch enthält 31 Abbildungen und 32 Tabellen

CIP-Kurztitelaufnahme der Deutschen Bibliothek

Späth, Gudrun:
Herzinsuffizienz / Gudrun Späth. - Berlin ; New York :
de Gruyter, 1988
ISBN 3-11-011801-7

Herstellung: Goldener Schnitt · Rainer Kusche, 7573 Sinzheim
Gesamtverarbeitung: F. W. Wesel, 7570 Baden-Baden

Herrn Dr. H. Rohr
zum 60. Geburtstag

Geleitwort

Wissenschaft kennt keinen Stillstand. In der Medizin hat das entscheidenden Wert für Kranke. Neue Erkenntnisse biochemisch-pathophysiologischer Abläufe und Wirkungen von neuen Substanzen führten zu Behandlungsverfahren, die Herzinsuffizienz-Kranken Besserung brachten, bei denen bislang gebräuchliche Verfahren wirkungslos blieben.

Jahrzehntelang änderte sich in der Herzinsuffizienz-Behandlung vergleichsweise wenig, die Behandlungseffizienz nahm nur wenig zu. Die jetzigen Kenntnisse und therapeutischen Erfahrungen erfordern eine neue Beschreibung der Krankheitszustände und der Erörterung des heutigen Standes der Differential-Therapie.

Das Buch von Frau Dr. Späth möge helfen, behandelnde Ärzte kundig zu machen, Kranke richtig zu behandeln und vor Schäden zu bewahren.

Mai 1988 H. Rohr

Abkürzungen

A	Adrenalinspiegel
CI	Cardiac Index
EDVI	enddiastolischer Volumenindex
ESVI	endsystolischer Volumenindex
EF	Ejektionsfraktion
HI	Herzindex
HZV	Herzzeitvolumen
LVEDP	linksventrikulärer enddiastolischer Druck
LVESP	linksventrikulärer endsystolischer Druck
MAP	mean arterial pressure
Na_s	Natrium im Serum
NA	Noradrenalinspiegel
PAP	Pulmonal arterial pressure
PCWP	Pulmonary capilar wedge pressure
RAP	right arterial pressure
PA	Plasma Aldosteron
PRA	Plasma Renin Aktivität
Rgs	Rasselgeräusche
SI	Schlagindex
SVI	Schlagvolumenindex
VPB_s	ventricular preamature beats = VES
ZVD	zentralvenöser Druck

Inhaltsverzeichnis

Herzinsuffizienz

Überblick 1

Häufigkeit und Bedeutung 4

Auslösende Ursachen 5

Prognose 7

Einteilung und Schweregrade 13
– NYHA-Stadien – Killip-Klassifikation – u. a. –

Pathophysiologie – Kriterien für die Prognose –
Effekte therapeutischer Maßnahmen 18

Pathophysiologie 18

Kriterien für die Prognose – therapeutische Beeinflußbarkeit . . . 24

Schwere Herzinsuffizienz 25
– Risikofaktoren – Noradrenalin – „High"-„Low-Renin"-Formen
– Wirkung der ACE-Hemmer auf Symptome und Langzeitprognose – Vergleich verschiedener ACE-Hemmer

Beginnende Herzinsuffizienz 40

1. Hormon-Elektrolyt-Haushalt bei unbehandelter Herzinsuffizienz 41
   – Einfluß der Diuretika –
2. Mittelschwere Herzinsuffizienz trotz Digitalis und Diuretika 43
   – Steigerung der Diuretikadosis oder zusätzlich ACE-Hemmer?
3. Mittelschwere Herzinsuffizienz trotz Diuretika 43
   – zusätzlich Digitalis oder ACE-Hemmer? –
4. Leichte bis mittelschwere Herzinsuffizienz trotz Digitalis . . 46
   – zusätzlich Diuretika oder ACE-Hemmer? –
5. Therapieresistente mittelschwere Herzinsuffizienz 47
   – konventionelle Vasodilatatoren:
   Hydralazin + Isosorbiddinitrat – Prazosin – Plazebo –
6. Herzinsuffizienz NYHA I, ventrikuläre Dysfunktion bei Zustand nach Infarkt 50
   – Captopril – Furosemid – Plazebo –

Bedeutung der Rhythmusstörungen 52
– Häufigkeit – therapeutische Beeinflußbarkeit – Entstehungsmechanismus – Formen

Therapie

Überblick 72

Behandlungsmaßnahmen 73
Diuretika 73
Digitalisglykoside 74
Wirkungsmechanismus 74
Indikation und Wirksamkeit 76
– nach Grundkrankheit – akuter Infarkt – Z. n. Infarkt und koronarer Herzkrankheit – nach Stadien bzw. Schweregraden
Durchführung der Digitalisbehandlung 79
Sonstige positiv inotrope Substanzen 81
– Sympathikomimetika 84
– Dopamin – Dobutamin – Prenalterol – Pirbuferol – Ibopamin – u. a. s. Tab. 26 –
– Phosphodiesterasehemmer 85
– Amrinon – Milrinon –
Konventionelle Vasodilatatoren 88
– Nitrate (S. 89) – Hydralazin (S. 89) – Minoxidil (S. 89) – Prazosin (S. 89) – Calciumantagonisten (S. 90) –
ACE-Hemmer 93

Behandlungsstrategien in den einzelnen Stadien 104
Therapieresistente Herzinsuffizienz Stadium III und IV 104
Therapieresistente Herzinsuffizienz Stadium II und III 105
Stadien I und II 105
Stadium I nach Herzinfarkt (s. S. 50) 108
Multiresistente Herzinsuffizienz 108

Durchführung der Behandlung 109
Basismaßnahmen 110
– Natriumbeschränkung – Flüssigkeitszufuhr – Wasser-Elektrolyt-Haushalt
Digitalisbehandlung 112
Diuretika 112
Elektrolythaushalt 113
Einstellung auf ACE-Hemmer 113

Literatur 117

Überblick

Die Frage nach der Prognose von Patienten mit **koronarer Herzkrankheit,** ihre Gefährdung durch den plötzlichen Herztod und die Möglichkeiten der Prävention stehen seit ca. 30 Jahren – durchaus zu Recht – unentwegt im Mittelpunkt des klinischen Interesses.

Erst in allerneuester Zeit wurde man sich dessen bewußt, daß die Prognose von Patienten mit **Herzinsuffizienz** wesentlich schlechter und ihr Risiko in bezug auf den plötzlichen Herztod erheblich höher ist als das der Patienten mit koronarer Herzkrankheit, ja selbst als das der Patienten im ersten Jahr nach Herzinfarkt.

Die **Häufigkeit** (s. S. 4) der Herzinsuffizienz hat in den letzten Jahren – trotz aller Versuche der Prävention, unter anderem durch konsequente Hochdruckbehandlung – weiterhin zugenommen. Die Zahl der Klinikeinweisungen von Patienten mit Herzinsuffizienz hat sich – mindestens in den USA – von 1970 bis 1979 verdoppelt.

Zur **Prognose** (s. S. 7 ff.) der Herzinsuffizienz weiß man inzwischen, daß die 5-Jahresletalität vom Zeitpunkt der Diagnose an bei über 50 % liegt; für die Patienten mit therapieresistenter Herzinsuffizienz im Stadium III und IV beträgt schon die 1-Jahresletalität über 50 % und die Hälfte dieser Patienten stirbt nicht an progredientem Herzversagen, sondern an plötzlichem Herztod. Dabei meint man mit „therapieresistenter Herzinsuffizienz" in diesem Sinne nicht etwa jene Patienten, die sich unter Maximaltherapie rasch progredient verschlechtern, sondern alle Patienten, die unter Digitalis und Diuretika weiterhin Dyspnoe und rasche Erschöpfbarkeit unter Belastung („therapieresistente Herzinsuffizienz Stadium II und III") oder unter minimaler Belastung und in Ruhe („therapieresistente Herzinsuffizienz Stadium IV") aufweisen. Aber selbst Patienten mit therapieresistenter Herzinsuffizienz im Stadium II zeigen schon eine erheblich verkürzte Lebenserwartung. Über diese Zusammenhänge sind sich viele **Kliniker und Praktiker** nicht klar, wenn sie einem Patienten, der trotz Therapie weiterhin eine Belastungsinsuffizienz zeigt, empfehlen, eben weniger zu trinken, weniger Kochsalz zu essen und sich mehr zu schonen, oder gar die Dosis der Diuretika weiter zu erhöhen. Das Risiko des **plötzlichen Herztods** nimmt vom Stadium III zum Stadium IV auf das 7fache zu[314] und es wird zunehmend wahrscheinlicher, daß **Rhythmusstörungen bei hohen Katecholaminspiegeln und Elektrolytstörungen** bei gleichzeitiger Digitalisbehandlung für einen Teil der Fälle von plötzlichem Herztod verantwortlich sind[115b, 145, 220i, l, 229, 282f, 307]. Hinweise darauf, daß gerade Rhythmusstörungen bei Patienten mit Herzinsuffizienz häufig schlecht auf antiarrhythmische Therapie ansprechen, gibt es schon länger. Vieles spricht dafür, daß man auch hier unterscheiden muß zwischen **sekundären Rhythmusstörungen**[282f], die sich auf Behandlung mit Antiarrhythmika nur verschlechtern und primäre Rhythmusstörungen, die auf diese Therapie ansprechen.

Vor dem Hintergrund der schlechten Prognose dieser häufigen Erkrankung und mit Ausblick auf neue therapeutische Möglichkeiten wurden in den letzten Jahren, vorwiegend in den USA, umfangreiche Studien durchgeführt, hauptsächlich mit der Fragestellung, welche **pathophysiologischen** Mechanismen für die düstere Prognose verantwortlich sind, und mit **welchen Therapiemaßnahmen** man zunächst eine **Besserung** der Hämodynamik und der klinischen **Symptome** und letztlich auch eine **Verlängerung der Lebenserwartung** erreicht. Die Möglichkeit der Behandlung mit ACE-Hemmern hat nicht nur zu einer beträchtlichen Erweiterung der Therapiemöglichkeiten beigetragen, sondern auch zur Aufklärung der Pathophysiologie der Herzinsuffizienz.

Die Ergebnisse dieser Studien brachten eine Reihe wesentlicher **neuer Erkenntnisse**, die inzwischen längst nicht mehr nur für den Kliniker, sondern **auch für den Praktiker** von entscheidendem Interesse sind.

Die Prognose der therapieresistenten Herzinsuffizienz hängt nicht so sehr – wie bisher angenommen – vom Ausmaß der Einschränkung der Herzfunktion ab, als vielmehr von **überschießenden Kompensationsmechanismen,** die mit erhöhten Spiegeln verschiedener aggressiver Hormone und sekundären Elektrolytverschiebungen einhergehen. So ist inzwischen nachgewiesen, daß erhöhte Noradrenalin- oder Reninspiegel, letztere mit konsekutiv erniedrigten Natriumserumwerten, verläßlichere prognostische Kriterien sind als die hämodynamischen Meßwerte.

Da das insuffiziente Herz auf Druckbelastung besonders empfindlich reagiert, wurden in den letzten Jahren vorwiegend die **Vasodilatatoren** im Hinblick auf ihre Wirkung geprüft, die Symptome der Herzinsuffizienz und deren Langzeitprognose günstig zu beeinflussen. Dabei hat sich gezeigt, daß diese Substanzen akut zu einer deutlichen Besserung der Hämodynamik führen, die aber bei den direkten Vasodilatatoren im Rahmen der Langzeittherapie nicht anhält, vorwiegend deshalb, weil sie zu einer verstärkten Aktivierung des Renin-Angiotensin-Aldosteron-Systems führen. Eine Besserung der Überlebenschancen ließ sich mit keinem der direkten Vasodilatatoren erreichen. Die einzige Ausnahme macht die kombinierte hochdosierte Therapie mit **Isosorbiddinitrat und Hydralazin** (s. S. 47), für die inzwischen nachgewiesen ist, daß sie die Überlebenschancen erhöht.

Von den übrigen neueren Behandlungsmaßnahmen haben die verschiedenen **positiv inotropen Substanzen** (s. S. 81) nur eine recht begrenzte, und bisher im wesentlichen nur auf die Klinik beschränkte Bedeutung, zumal sie das Auftreten von Rhythmusstörungen fördern und zum Teil trotz nachgewiesener günstiger hämodynamischer Effekte zu einer Verkürzung der Lebensdauer führen.

Die **Diuretika** haben sich in den letzten Jahren wegen ihrer eindrucksvollen Wirkung auf die Symptome großer Beliebtheit erfreut und sind weiterhin ein obligates und zusätzliches Behandlungsprinzip im Stadium III und IV. Inzwischen mehren sich aber die Hinweise auf ihre Rolle bei der Provokation von Sekundärkomplikationen (s. S. 73).

Der **größte Fortschritt** im Rahmen der Behandlung der therapieresistenten Herzinsuffizienz sind ohne Zweifel die **ACE-Hemmer.** Diese Substanzen sind in bezug auf ihre Wirkung auf die oben angeführten Hormon- und Elektrolytentgleisungen sowie die klinischen Symptome besser untersucht als alle übrigen Behandlungsverfahren. Sie führen bei Patienten mit schwerer Herzinsuffizienz zu einer erheblichen Besserung der Langzeitprognose. Inzwischen zeigt sich jedoch auch, daß sie schon in den Frühstadien Vorteile gegenüber den anderen Behandlungsprinzipien haben. Selbst bei Patienten mit ventrikulärer Dysfunktion nach Infarkt verhindern sie – im Gegensatz zu den Diuretika – das Fortschreiten von Dilatation und Insuffizienz.

Die ACE-Hemmer sind ein faszinierendes und komplexes Behandlungsprinzip, das den Kliniker mit zahlreichen neuen Aspekten konfrontiert (s. S. 93). Manche Gesichtspunkte sind auch für den Praktiker von Bedeutung. Die wichtigsten diesbezüglichen Aspekte sind auf S. 113 zusammengestellt.

Alles in allem haben die Forschungen der letzten Jahre für Patienten mit Herzinsuffizienz eine Reihe nicht nur **theoretisch interessanter Ansatzpunkte,** sondern auch **erhebliche therapeutische Konsequenzen** gebracht, die nur genutzt werden können, wenn schon in der freien **Praxis** daran gedacht wird, von diesen Möglichkeiten Gebrauch zu machen und solche **Patienten gegebenenfalls rechtzeitig zur Behandlung in die Klinik einzuweisen.**

Die **Behandlungsstrategien** für Stadium III und IV sind klar (s. S. 104). Wichtigstes Forschungsprogramm der nächsten Jahre ist die Frage nach der optimalen Therapie in der Frühphase (s. S. 105), ein Thema, zu dem es im letzten halben Jahr zahlreiche wichtige neue Gesichtspunkte gab.

Sicher ist, daß die **Hypertonie** eine der Ursachen der Herzinsuffizienz ist und es ist zu hoffen, daß eine zeitgemäße Hochdruckbehandlung (Teil II) eine der Möglichkeiten ist, die Häufigkeit der Herzinsuffizienz zu vermindern.

Häufigkeit und Bedeutung

Die Herzinsuffizienz ist eine klinisch häufige Erkrankung. Im Gegensatz zum Herzinfarkt, der – zumindest in den USA – in den letzten Jahren wieder etwas seltener geworden ist, nimmt die Häufigkeit der Herzinsuffizienz deutlich zu[117b, 307]. Die Krankenhausaufnahmen von Patienten „wegen und mit Herzinsuffizienz" haben sich in den Jahren 1970–1979 verdoppelt[117b]. Die Ursache dafür wird unter anderem in der verlängerten Lebensdauer gesehen[307].

Daneben wird inzwischen diskutiert[150c, 175, 220l], ob nicht die derzeit übliche Behandlung mit Diuretika im Frühstadium – trotz eindrucksvoller Besserung der Symptome – einen ungünstigen Einfluß auf die Langzeitprognose und damit auf die Häufigkeit stationärer Aufnahmen wegen Herzinsuffizienz hat.

Auslösende Ursachen (Tab. 1)

Als auslösende Ursache der Herzinsuffizienz kommen – wie aus Tab. 1 zu ersehen – viele Möglichkeiten in Betracht, von denen aber im Hinblick auf die praktische Bedeutung nur einige wenige im Vordergrund stehen.

Noch in den 70er Jahren wurde die Hypertonie für 75 % der Fälle, und **Hypertonie** und **ischämische Herzkrankheit** zusammen für 90 % der Fälle, als hauptauslösende Ursache angesehen; bei 16 % der Patienten bestand – zusätzlich – ein **Diabetes**[156a + d, 202]. In den Studien der 80er Jahre liegt die ischämische Herzkrankheit mit 50–70 % an der Spitze, gefolgt von der **idiopathischen Kardiomyopathie**[52b, 65, 177, 229].

Ein Rückgang der **Hochdruckkardiomyopathie** im Rahmen verbesserter Hypertonietherapie wurde diskutiert[300b]. Dabei darf man aber nicht vergessen, daß die meisten solcher Untersuchungen im Rahmen von Studien durchgeführt wurden, in denen die Wirksamkeit von Vasodilatatoren auf die Herzinsuffizienz geprüft werden sollte, weshalb Patienten mit Hypertonie meist ausgeschlossen wurden.

Daneben werden zahlreiche – vorwiegend metabolische – Störungen als Ursache **sekundärer Kardiomyopathien** mit konsekutiver Herzinsuffizienz genannt[229] wie

Alkohol: „Holiday Heart" Syndrom[130]
Anämie,
Phäochromozytom,
Phosphatmangel,
Hypo- und Hyperparathyreoidismus,
Urämie,
Hämochromatose, Sarkoidose, Akromegalie und AV-Fisteln,
Medikamente, besonders Zytostatika und
Röntgenbestrahlung als Ursache restriktiver Kardiomyopathien[229].

Tabelle 1

Auslösende Ursache der Herzinsuffizienz
(aus *Altura*[8c])

Conditions causing **CHF**

Mechanical causes

Volume overload

Increased blood volume
Aortic incompetence
Mitral incompetence
Tricuspid incompetence
Shunts
Overtransfusion

Pressure overload

Hypertension (primary and secondary)
Pulmonary hypertension
Aortic valve stenosis
Coarctation of the aorta

Impaired cardiac filling

Ventricular hypertrophy
Mitral stenosis
Tricuspid stenosis
Cardiac tamponade
Restrictive pericarditis
Ventricular aneurysm

Myocardial failure

Primary
Myocardial ischemia
Myocardial infarction
Cardiomyopathy
Myocarditis
Coronary artery disease
Dysrhythmias

Secondary
Chronic overload (dysdynamic heart failure)
Drug-induced (toxic disorders)
Association with systemic disease
(hypothyroidism)

Prognose (Tab. 2, Abb. 1–4)

Die Prognose der Herzinsuffizienz ist – wie einleitend schon kurz angedeutet – wesentlich schlechter als allgemein angenommen.

Die ersten Hinweise darauf stammen schon aus den 60er Jahren (*Altura,*[8c] *nach Smith 1962).* Bereits damals wurde ab dem Zeitpunkt der ersten Dekompensation eine **5-Jahresletalität** von 50 % gefunden. Die Ergebnisse der Framingham-Studie bestätigten diese Daten an einem großen Kollektiv von Patienten mit Herzinsuffizienz (definiert nach den Kriterien der Tab. 3 s. 14): Die Letalität betrug wiederum ~ 50 % (62 % bei Männern, 42 % bei Frauen) in den ersten 5 Jahren nach Beginn der Dekompensation, trotz der üblichen Therapie mit Digitalis und Diuretika[156a + d, 202].

Tabelle 2

Prognose der Herzinsuffizienz

– und einige wesentliche Gesichtspunkte früherer Studien zu diesem Thema –

▶ **dekompensierte Herzinsuffizienz** – vom Zeitpunkt der Diagnosestellung an –
5-Jahresletalität von 50 % (*Altura,*[8c] *nach Smith 1962)*

▶ **dekompensierte Herzinsuffizienz** – vom Zeitpunkt der Diagnosestellung an –
– nach den Kriterien der Tabelle 3 –

5-Jahresletalität
für Männer 62 %[202]
für Frauen 42 %[202]

„erheblich schlechter als bei Infarkt“ (s. Abb. 1)

„nicht wesentlich besser als bei den meisten Karzinomen“[202]

„Vorbeugung statt Therapie“[202]

„Hypertonie in 75 % der Fälle auslösende Ursache
Herzinsuffizienz bei Hypertonie
6 × häufiger
Bedeutung der relativen Ischämie“[156a]

„Herzinsuffizienz bei Hypertonie
4 × häufiger
Renin-Angiotensin-System wahrscheinlich wichtig“[156d]

Tabelle 2 (Fortsetzung)

- **therapieresistente Herzinsuffizienz**
  d. h. Patienten mit – trotz Digitalis, Diuretika (und teilweise Vasodilatatoren) – bestehender
  - Belastungsdyspnoe und/oder Belastungsmüdigkeit bei objektiven Hinweisen auf Herzinsuffizienz wie
  - 3. Herzton, Lungenstauung, Halsvenenstauung oder anderweitig nicht erklärbarer Ödeme
    (Herz-Thorax-Relation > 55 %, EF < 46 %, LVED > 15 mmHg, CI < 2,5 l/m^2)

  1-Jahresletalität: 30 % (mit etwas günstigerer Prognose bei
  2-Jahresletalität: 70 % der idiopathischen dilatativen Kardiomyopathie, als bei der ischämisch bedingten)[114d]

  Ursache der Todesfälle in jeweils
  ~ 50 %
  - progressive Herzinsuffizienz oder plötzlicher Herztod

- **therapieresistente Herzinsuffizienz** Stadium III und IV
  d. h. – trotz Digitalis und Diuretika –[314]
  - Belastungsdyspnoe und Belastungsmüdigkeit
    (∅ EF_{Echo} 27 %, aufgenommen zur Einstellung 1979–1981, therapiert mit Vasodilatatoren)

  1-Jahresletalität 52 % } bei NYHA IV
  2-Jahresletalität 68 % } 7 × häufigerer plötzlicher Herztod als bei NYHA III[314]

  - bei fast allen Patienten Rhythmusstörungen (s. S. 51)
    Korrelation mehr zwischen Rhythmusstörungen und Herztodesfällen allgemein
    – als zu plötzlichen Herztodesfällen (s. S. 51)

- **therapieresistente Herzinsuffizienz**
  d. h. symptomatisch trotz Therapie mit Digitalis, Diuretika und teilweise Vasodilatatoren
  (∅ CI 2,11 l/m^2, ∅ Na 136 mval/l, ∅ PCWP 25 mmHg)

  1-Jahresletalität 52 %[61a]
  2-Jahresletalität 66 %

  Ursache der Herzinsuffizienz
  zu ~ 50 % plötzlicher Herztod[61a]

  Plasmanoradrenalinspiegel korrelieren mit der Prognose[61a]
  besonders mit zunehmender Herzinsuffizienz
  weniger mit plötzlichem Herztod
  Erhöhte Serumkatecholamine werden **als wahrscheinliche Ursache von Myokardnekrosen und fortschreitender kardialer Schädigung** diskutiert[61a].

Schon damals wurde darauf hingewiesen, daß die Letalität bei Herzinsuffizienz erheblich höher ist, als bei koronarer Herzkrankheit (s. Abb. 1) und daß die Prognose eher mit der vieler Karzinome vergleichbar ist[202].

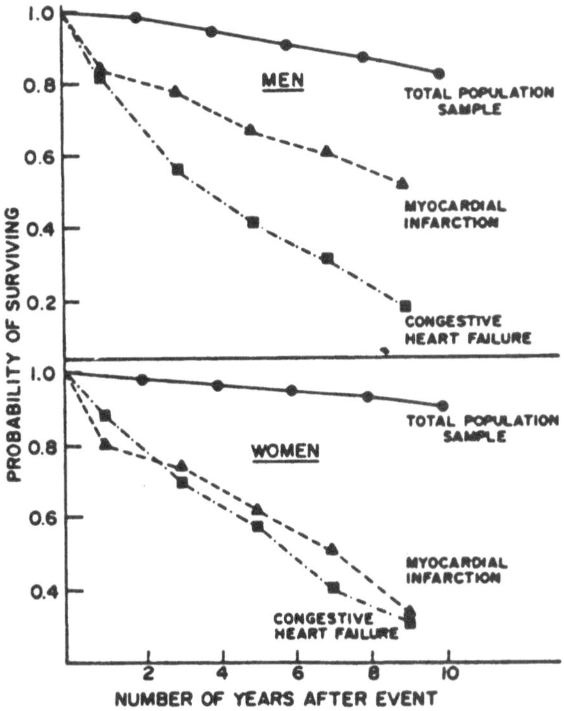

Abb. 1
Überlebensraten von Patienten mit **Herzinsuffizienz** und **Herzinfarkt** im Vergleich zur Normalbevölkerung
(Ergebnisse der Framingham-Studie)
Beachte, daß die Prognose der Patienten mit Herzinsuffizienz wesentlich schlechter ist, als die der Infarktpatienten.
(aus *McKee* [202])

Probability of Survival for Subjects 45 Years of Age, and Older and after the Development of CHF or Myocardial Infarction as Compared to the Survival of the Total Framingham Heart Study Population (16-Year Follow-up Results)

Prospektive Untersuchungen bei diesen Patienten mit **therapieresistenter Herzinsuffizienz im Stadium III und IV** ergaben zunächst, daß die Prognose dieser Fälle noch viel schlechter ist. Für solche Kollektive lag die

1-Jahresletalität in praktisch allen Studien bei
$>$ **50 %**[61a, 114d, 222b, 314].

Weitere Details, so z. B. die Prognose für die **einzelnen Untergruppen** sind den Abbildungen 2–4 zu entnehmen.

Die Abbildung 2 zeigt die Letalität für Patienten mit Herzinsuffizienz **NYHA-Stadium I–IV** (bei koronarer Herzkrankheit) im Vergleich zu altersentsprechenden Patienten ohne Herzinsuffizienz. Man sieht – neben der bekannt schlechten Prognose der NYHA-IV-Patienten –, daß sich die übrigen NYHA-Stadien (I–III) untereinander in bezug auf die Überlebensaussichten nur geringfügig unterscheiden, aber erheblich vom Normalkollektiv abweichen (3-Jahresletalität für NYHA I–III, um 40 % für NYHA IV, um 80 %).

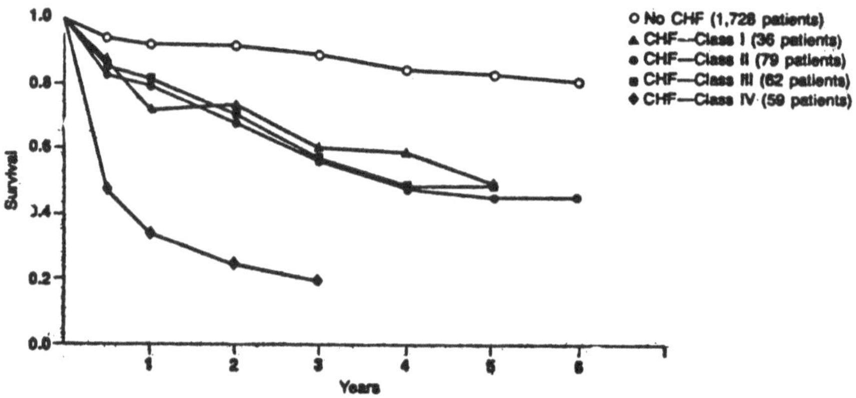

Survival probabilities for 236 patients with congestive heart failure (CHF) and coronary disease according to New York Heart Association heart failure class compared to 1,728 patients with no history of CHF (Duke Data Bank). From Califf RM, et al.[2] With permission

Abb. 2

Letalität von Patienten mit Herzinsuffizienz bei **koronarer Herzkrankheit** in Abhängigkeit vom **NYHA-Stadium**

(aus *Gorlin* [127])

3-Jahresletalität

NYHA	
I	
II	~40 %
III	
IV	~80 %

Die Abb. 3 zeigt die Prognose der **manifesten Herzinsuffizienz** mit einer 1-Jahresletalität von 40 % und einer 2-Jahresletalität von 60 %.

Die Abb. 4 gibt die Relation zwischen der linksventrikulären Auswurffraktion (EF) und der 3-Jahresletalität wieder.

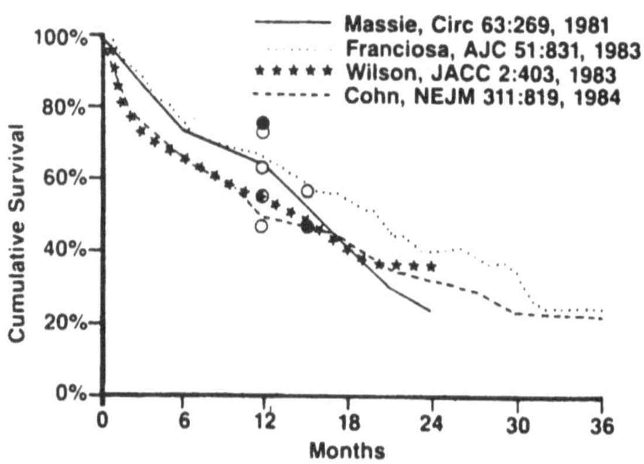

Survival curves from four recent studies following patients with severe CHF due to either PMD or CAD.[6-9] The individual points (open for coronary disease, solid from PMD) depict mean survival data from apparently comparable patients who were enrolled in studies before the widespread use of vasodilators.[10-17]

Abb. 3

Letalität von Patienten mit **manifester Herzinsuffizienz**

(aus *Massie* [197c])

Manifeste Herzinsuffizienz

1-Jahresletalität ~ 40 %

2-Jahresletalität ~ 60 %

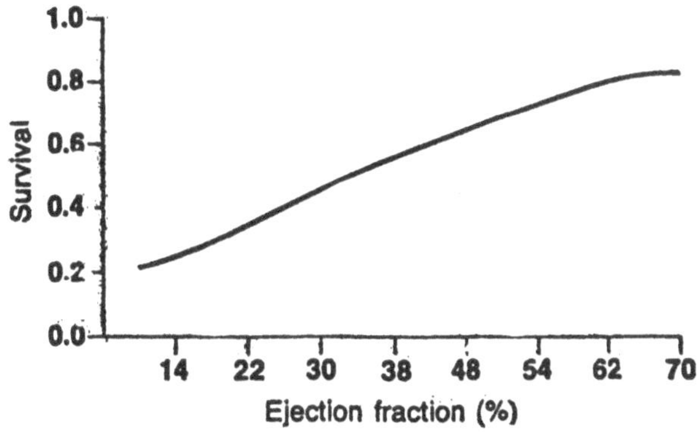

Abb. 4

Letalität in Abhängigkeit von der **Ejektionsfraktion** (aus *Gorlin* [127])

Three-year survival probabilities in 236 patients with congestive heart failure and coronary disease according to left ventricular ejection fraction (Duke Data Bank). From Califf RM, et al.[2] With permission

Angesichts dieser Fakten wurden Patienten mit unter Digitalis und Diuretika anhaltender Herzinsuffizienz in der Folgezeit hospitalisiert und in große Studien einbezogen, mit dem Ziel, die hämodynamische Situation und die Pathophysiologie der Herzinsuffizienz genauer zu klären und weitere Daten über Spontanverlauf und Wirksamkeit zusätzlicher Therapiemaßnahmen, insbesondere der direkten Vasodilatatoren und später auch der ACE-Hemmer, zu erhalten. –

In bezug auf die Prognose in Abhängigkeit von der **Ätiologie** zeigten einzelne Studien für die ischämische Kardiomyopathie ein etwas höheres Risiko als für die idiopathische Form[61a, 114d]. In anderen Untersuchungen ergaben sich jedoch keine wesentlichen Unterschiede[114d, 144, 307].

Die Erklärung der Diskrepanzen wird darin gesehen, daß sich in den Studien, die eine schlechtere Prognose ergaben, mehr Patienten mit noch kürzerer zurückliegendem Infarkt befanden [197c].

Als weiterer unerwarteter Gesichtspunkt[115b] zeigte sich in diesen Studien bald, daß solche Patienten nicht, wie bisher angenommen, vorherrschend an progredientem Herzversagen sterben, sondern

in **50 % der Fälle**

– bei noch ausreichender Hämodynamik –

an **plötzlichem Herztod**[56a nach 203, 61a, 115, 203, 220i, 229, 314];

wobei das Risiko bei Patienten im **Stadium IV**

7mal höher ist,

als bei solchen im **Stadium III**[314].

Danach steht fest, daß die Patienten mit schwerer Herzinsuffizienz und nicht – wie bisher angenommen wurde – die Patienten im ersten Jahr nach Infarkt, das **Kollektiv mit dem größten Risiko in bezug auf den plötzlichen Herztod** sind[220i].

Seither wird zunehmend häufiger und dringlicher darauf hingewiesen[115a, 220i+m, 230a+b u. a.], daß wahrscheinlich Zusammenhänge zwischen den bei diesen Patienten regelmäßig nachweisbaren Entgleisungen im **Hormon- und Elektrolythaushalt, Rhythmusstörungen** (s. S. 51) und plötzlichem Herztod – sowie wahrscheinlich auch einer weiter fortschreitenden **Myokardschädigung** – bestehen.

Erst in allerletzter Zeit zeigte sich, daß selbst die Prognose der sogenannten **„leichten therapieresistenten Herzinsuffizienz“** (Stadium II)[164] (s. a. S. 17) weit schlechter ist als bisher angenommen.
Selbst für diese Patienten wurde – in der Plazebogruppe der Captoprilstudie (s. S. 33) eine
2-Jahresletalität von fast 50 %
gefunden.

Auch wenn diese Zahlen teilweise als „unglaublich hoch“ angesehen wurden, bleibt doch festzustellen, daß in anderen Studien ähnliche Ergebnisse gefunden wurden (s. Abb. 2 und Kontrollgruppe der Hydralazin-Studie bei mittelschwerer Herzinsuffizienz (s. S. 49) mit einer 2-Jahresletalität von 33 % in der Plazebogruppe).

Einteilung und Schweregrade der Herzinsuffizienz

(Tab. 3–5)

In bezug auf die Symptomatik der Herzinsuffizienz haben sich die Akzente in letzter Zeit etwas verschoben. Während früher **Ödeme** das hervorstechendste – wenn auch nicht gravierendste – Symptom waren, ist die periphere Wassereinlagerung im Zeitalter der Diuretika zunehmend in den Hintergrund getreten („trockene Herzinsuffizienz"). **Dyspnoe** und **vorzeitige Erschöpfbarkeit,** zunächst bei Belastung, später in Ruhe, sind heute die wesentlichen Kriterien, wobei es insbesondere für die dilatative Kardiomyopathie als typisch gilt, daß die Patienten häufig noch in einem Stadium, in dem sie kaum im Bett aufsitzen können, ohne dyspnoisch zu werden, keine auskultatorischen oder röntgenologisch faßbaren Zeichen der Lungenstauung haben. Die Dyspnoe ist Ausdruck eines erhöhten pulmonal-kapillaren Verschlußdruckes, die Erschöpfbarkeit Folge der peripheren Mangelversorgung bei vermindertem Herzminutenvolumen. Rhythmusstörungen gehen mit Palpitationen, Schwindel, flüchtiger Dyspnoe und Synkopen einher, treten aber häufiger ohne jegliche subjektive Erscheinung auf[222b].

Die üblichen **Kriterien für die Diagnose** der Herzinsuffizienz, die unter anderem auch der Definition in der Framingham-Studie zugrundegelegt wurden, sind aus der Tab. 3 zu ersehen.

Um eine bessere Vergleichbarkeit, unter anderem auch im Hinblick auf die Beurteilung von Studien, aber auch in bezug auf die erforderlichen Therapiemaßnahmen zu erreichen, wird die Herzinsuffizienz **im Hinblick auf den Schweregrad** in die Stadien I–IV (s. Tab. 4 S. 15) entsprechend den Empfehlungen der New York Heart Association[73] eingeteilt.

Im **Stadium I** *fehlen* – bei objektiv nachgewiesener eingeschränkter Herzfunktion – jegliche klinische Symptome.

Das **Stadium II** ist durch klinische Symptome – meist Dyspnoe und frühzeitige Erschöpfung – bei *normaler* körperlicher Betätigung gekennzeichnet.

Im **Stadium III** treten diese Erscheinungen schon bei *geringfügigen* Belastungen auf.

Im **Stadium IV** bestehen solche Symptome schon *in Ruhe* und nehmen unter minimalen Belastungen weiterhin zu. Das Stadium IV ist ein Problem der Klinik, bei dem noch weitere Unterformen (Tab. 28, S. 96) abzugrenzen sind. Die Kor-

Tabelle 3

Kriterien der Herzinsuffizienz (nach *McKee*[202])

Hauptkriterien

- paroxysmale Dyspnoe oder Orthopnoe
- Halsvenenstauung
- Herzvergrößerung
- akutes Lungenödem
- S_3-Galopp
- erhöhter Venendruck (> 16 cm H_2O)
- verlängerte Zirkulationszeit (> 25 sec)
- hepatojugularer Reflux
- Gewichtsverlust von mehr als 4,5 kg innerhalb von 5 Tagen als Folge der Herzinsuffizienztherapie

Hinweiskriterien

- Knöchelödeme
- nächtliche Hustenanfälle
- Dyspnoe bei Belastung
- Lebervergrößerung
- Pleuraerguß
- Vitalkapazität unter 50 % des Normalwerts ohne pulmonale Ursache
- Tachykardie (> 120 Schläge/min)
- Gewichtsverlust von mehr als 4,5 kg, für den andere Ursachen als die Herzinsuffizienzbehandlung nicht ausgeschlossen werden können

Sicherung der Diagnose durch

2 Hauptkriterien oder
1 Hauptkriterium und 2 Nebenkriterien

relationen zwischen den hämodynamischen Meßparametern und dem Ausmaß des klinischen Schweregrades sind sehr locker (s. S. 15, 16, 19).

Das oben angeführte NYHA-Schema zur Einschätzung des **Schweregrades nach der Belastungsfähigkeit** hat sich allgemein durchgesetzt, ebenso für die klinische Routine, als teilweise auch für die Beurteilung therapeutischer Maßnahmen. Dennoch läßt es großen Spielraum für subjektive Interpretation, ebenso von seiten der Patienten als auch durch den behandelnden Arzt.

Aber selbst bei der Beurteilung des Schweregrades anhand **objektiver Meßparameter** (s. Tab. 5) zeigt sich ein großer Überschneidungsbereich zwischen dem Ausmaß der **Einschränkung der Ventrikelfunktion** und den klinischen Symptomen. Da diese Zusammenhänge Voraussetzung für das Verständnis der Er-

Tabelle 4

Stadieneinteilung nach der **Belastungsfähigkeit**
(*criteria committee*)[73]

Stadium
I

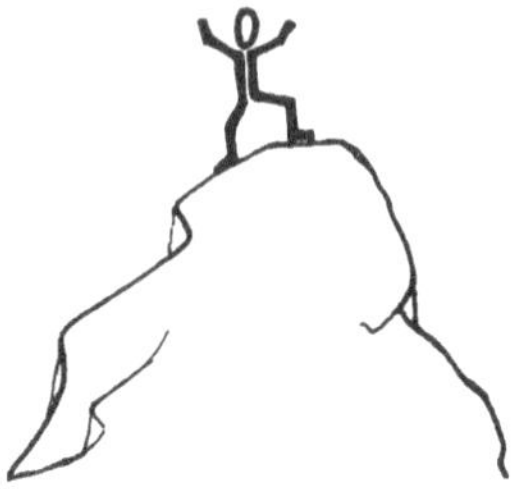

uneingeschränkte Belastungsfähigkeit
– bei objektiv nachgewiesener kardialer Funktionseinschränkung –
keine Symptome

(EF 40–80 %[285])

Stadium
II

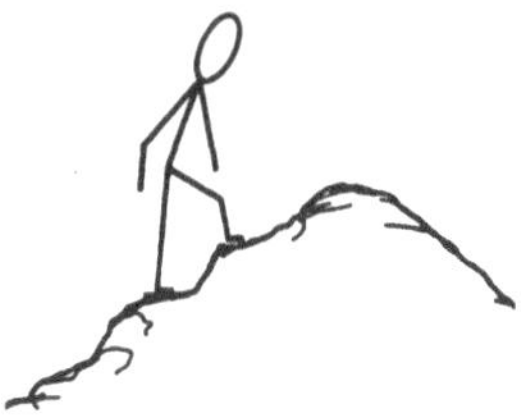

leichte Einschränkung der Belastungsfähigkeit
d. h. –
– bei Wohlbefinden in Ruhe –
▶ bei **normaler** körperlicher Belastung Beschwerden vorwiegend Dyspnoe und vorzeitige Erschöpfung

(EF 38–70 %[285])

Stadium
III

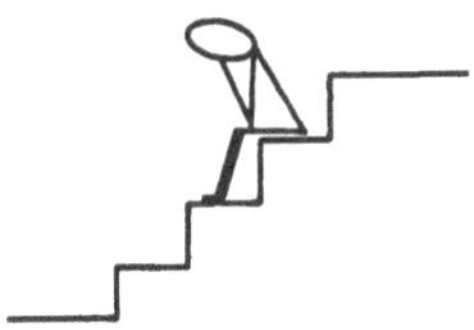

erhebliche Einschränkung der Belastungsfähigkeit
d. h. –
– bei Wohlbefinden in Ruhe –
▶ bei **leichter** körperlicher Belastung Beschwerden vorwiegend Dyspnoe und vorzeitige Erschöpfung

(EF 22–83 %[285])

Stadium
IV

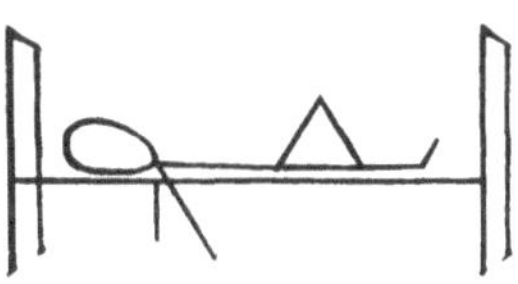

Unfähigkeit irgendeine körperliche Aktivität
ohne Auftreten von Beschwerden durchzuführen
▶ Symptome der Herzinsuffizienz sind auch in Ruhe vorhanden
▶ bei jeder körperlichen Belastung verstärken sich die Beschwerden

(EF <30 %, PCWP >15 mmHg[177])

Tabelle 5

Stadieneinteilung nach dem Ausmaß der Einschränkung der **Ventrikelfunktion** für Patienten mit dilatativer Kardiomyopathie (nach *Regnitz* [238])

EF normal 55–75 %

	geringe Einschränkung EF 41–54 %	**deutliche Einschränkung EF <40 %**	**schwerste Einschränkung EF <25 %**
Volumenindex linksventrikulär endsystolisch u. enddiastolisch	↑ (~2fach)	↑	↑ (extrem zum Teil das Mehrfache des Normalwertes)
Wanddicke	–	–	↓
Druckwerte			
LVED	–	an der oberen Normgrenze	↑
PA	–	an der oberen Normgrenze	↑
Herzindex (CI)	–	teilweise noch normal	↓
Gefäßwiderstand pulmonal u. systemisch	–	↑	↑
Kammer-steifigkeit	gering erhöht	zunehmend erhöht	exzessiv erhöht
klinische Symptome (Häufigkeit, % aller Patienten)			
Dyspnoe	~ 66 %	alle	alle
Thoraxschmerzen atypisch für Angina pectoris	~ 50 %	–	–
3. Herzton	~ 33 %	60 %	fast 100 %
Mitralinsuffizienzgeräusch	nur selten	45 %	~ 66 %
erhöhter ZVD	nur selten	40 %	~ 33 %
Lebervergrößerung	nur selten	20 %	55 %
RG's		20 %	~ 33 %
Ödeme			15 %
Vorhofflimmern	40 %	33 %	
Linksschenkelblock	32 %		
thromboembolische Komplikationen	selten	systemische Embolien 40 % pulmonale Embolien 56 %	
Kammertachykardie (>3 Schl., Fr. >100/min.) (48 Std. Band)	28 %		

gebnisse verschiedener Interventionsstudien bilden, sind sie in der Tab. 5 zusammengestellt, die gleichzeitig die Entwicklung der Symptome in den einzelnen Stadien zeigt und einen Überblick über die **Relation zwischen hämodynamischen Parametern und klinischen Symptomen** gibt.

Neben dem oben angeführten NYHA-Schema zur Klassifizierung der Herzinsuffizienz allgemein ist noch das sogenannte *Killip-Schema* in Gebrauch, das speziell zur Bestimmung des Schweregrads der **Herzinsuffizienz bei Patienten mit Zustand nach akutem Myokardinfarkt** dient. Dabei bedeutet[292]:

Grad I: Keine Herzinsuffizienz. Keine pulmonalen Rasselgeräusche, kein diastolischer Galopp.

Grad II: Leichte Herzinsuffizienz: pulmonale (basale) Rasselgeräusche und/oder 3. Herzton, gestaute Halsvenen.

Grad III: Schwere Herzinsuffizienz: Atemnot, Rasselgeräusche über der gesamten Lunge, 3. Herzton, häufig Lungenödem.

Grad IV: Kardiogener Schock: arterielle Hypotension ($RR_{syst} \leqq 90$ mmHg), periphere Vasokonstriktion, kalte Haut, Oligurie, Zyanose, Schwitzen, evtl. Beeinträchtigung des Bewußtseins.

Der Vollständigkeit halber sei am Ende dieses Kapitels nochmals darauf hingewiesen, daß man unter **therapieresistenter Herzinsuffizienz** (im Sinne der Definition die den verschiedenen, später noch zu besprechenden Interventionsstudien zugrunde gelegt wurden) **nicht** etwa nur das relativ kleine Kollektiv der Patienten mit **progredienter Verschlechterung, sondern alle Patienten** versteht, **die unter entsprechender Therapie weiterhin deutliche Symptome haben.**

Außerdem sei noch mal daran erinnert, daß die Bezeichnung **„leichte Herzinsuffizienz“** irreführend ist. Weil auch Patienten mit nur leichteren Beschwerden bei Herzinsuffizienz eine schlechte Prognose haben, sollte besser von **beginnender Herzinsuffizienz** gesprochen werden.

Pathophysiologie – Kriterien für die Prognose – Effekte therapeutischer Maßnahmen (Tab. 6–19, Abb. 5–12)

Pathophysiologie (Tab. 6–7, Abb. 5)

Die hämodynamische Situation der Herzinsuffizienz ist dadurch gekennzeichnet, daß das **Herzminutenvolumen** – meist aufgrund einer Kontraktionsinsuffizienz – nicht ausreicht, um die Peripherie mit Blut zu versorgen.

Dabei reagiert das Herz – unabhängig von der Ursache, die in einer chronischen Druck- oder Volumenbelastung oder unzureichender metabolischer Versorgung oder primär myokardial metabolischen Störungen bestehen kann – zunächst mit einer Verlagerung seines Arbeitspunktes in Richtung **hohe Füllungsdrücke** mit noch **relativ hohem Herzzeitvolumen**[28, 149]. Es kommt zum sogenannten

Rückwärtsversagen (s. Abb. 5)
vorwiegend gekennzeichnet durch
Belastungsdyspnoe.

Im weiteren Verlauf nimmt dann das Herzzeitvolumen ab und es kommt – zunächst bei Belastung und schließlich auch in Ruhe – zum sogenannten

Vorwärtsversagen
gekennzeichnet durch zusätzliche
▶ Erschöpfbarkeit und andere Symptome mangelnder peripherer Durchblutung.

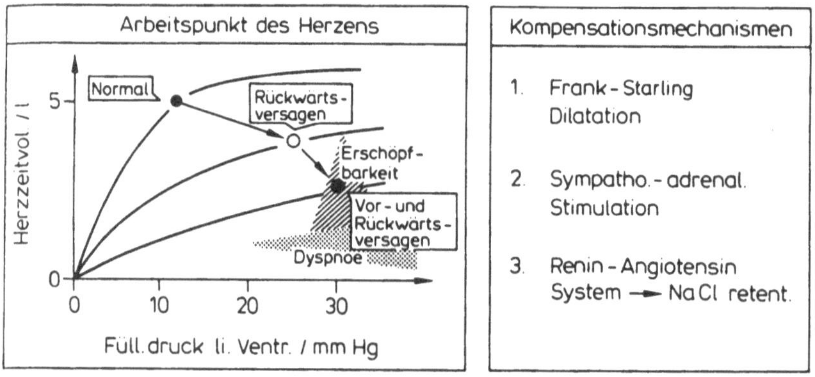

Pathophysiologische Grundlagen der chronischen Herzinsuffizienz: Links: Veränderungen des Arbeitspunktes im Verlaufe der Entwicklung einer chronischen Herzinsuffizienz auf der Herzfunktionskurve. Rechts: Kompensationsmechanismen

Abb. 5
Pathophysiologie der Herzinsuffizienz
(aus *Bleifeld* [28])

Anhand dieser Kriterien wurde in den letzten Jahren versucht, unter den Patienten mit Herzinsuffizienz bestimmte **Unterkollektive** zu differenzieren und entsprechend der hämodynamischen Situation gezielt zu behandeln. Man ging davon aus, daß bei Patienten mit vorwiegendem Vorwärtsversagen (vermindertem „Cardiac output" bei normalem linksventrikulärem Füllungsdruck), die arterielle Vasokonstriktion im Vordergrund sei und Nachlastsenker die beste Wirkung haben müßten, während Patienten mit vorwiegendem Rückwärtsversagen (hoher linksventrikulärer Füllungsdruck bei normalem „Cardiac output") eine selektive periphere Venenkonstriktion hätten und deshalb in erster Linie mit vorlastsenkenden Substanzen zu behandeln seien[220l].

All diese Unterteilungen haben sich jedoch nicht bewährt[220l]. Vielmehr hat sich gezeigt, daß für praktisch alle Patienten mit Herzinsuffizienz beide Behandlungsprinzipien erforderlich sind[114c, 220l]. Die arterielle Dilatation ist erforderlich, um das Herzminutenvolumen zu steigern, die venöse Dilatation, um die Lungenstauung zu bessern. Beide Effekte sind erforderlich, wenn es darum geht, die Belastungsfähigkeit zu bessern[114c]. Eine Substanz mit **ausgeglichen venös-arterieller Wirkung** ist Natriumnitroprussid[114c]. Ähnliche Effekte können durch die Kombination vorwiegend arteriell und vorwiegend venös wirkender Substanzen wie Isosorbiddinitrat und Hydralazin (s. u.) erreicht werden[182a], ein Behandlungsprinzip, das später noch besprochen wird. Auch die ACE-Hemmer gelten als Medikamente mit gleichzeitig venöser und arterieller Wirkung, wobei die Akutwirkung vorwiegend in einer Aufhebung der durch Angiotensin II bewirkten Kontraktion im arteriellen System beruht, während im Rahmen der Dauertherapie zugleich venöse Effekte hinzukommen.

Bei den meisten Patienten mit Herzinsuffizienz ist die hämodynamische Situation offensichtlich weniger durch ein entweder (Rückwärtsversagen) oder (Vorwärtsversagen) gekennzeichnet, sondern es handelt sich vielmehr um ein komplexes fortschreitendes Geschehen, wie aus der Tab. 5 zu ersehen ist. Dabei geht die Einschränkung der Kontraktilität zunächst mit erhöhtem endsystolischem und enddiastolischem Volumen einher, dem im Lauf der Zeit eine Zunahme der peripheren Widerstände und der kardialen Druckwerte und schließlich eine fortschreitende Verminderung der Herzauswurfleistung folgt.

Die Frage nach dem **„kritischen Herzminutenvolumen" oder anderen hämodynamischen Meßgrößen,** bei denen es zum Auftreten einer Herzinsuffizienz kommt, ist nicht genau zu beantworten, wie aus dem weiten Schwankungsbereich der Werte in den Tab. 4 und 5 (s. 15, 16) zu ersehen ist. Die Ursache für die relativ schlechte Korrelation zwischen hämodynamischen Parametern und klinischer Symptomatik und Prognose ist noch nicht in allen Einzelheiten geklärt. Neue Gesichtspunkte von seiten der Hämodynamik zu diesem Thema sind, daß bei chronischer Herzinsuffizienz offensichtlich die Ejektionsfraktion des rechten Ventrikels eine bessere Meßgröße ist als die des linken[114c, 229], aber auch, daß neben den bisher vorwiegend beachteten Größen der systolischen Funktion die diastolischen Parameter eine größere Bedeutung haben, als bisher angenommen wurde. Störungen der diastolischen Füllung mit verzögerter Erschlaffung treten als Folge einer Calciumüberladung der Zelle – oder genauer gesagt der durch die Calciumüberladung induzierten ATP-Verarmung[152] auf und spielen unter anderem schon in der Frühphase der Hochdruckkardiomyopathie[204] aber auch verschiedenster anderer Kardiomyopathien (s. S. *, I)[104] eine Rolle. – Die Bedeutung dieser Befunde als Ursache der relativ schlechten Korrelation zwischen Herzminutenvolumen und klinischer Symptomatik ist ebenfalls nicht restlos geklärt. Sicher ist, daß die Diskrepanzen erheblich sind, und daß manche Patienten mit demselben Herzminutenvolumen, das bei anderen zum kardiogenen Schock führt, noch eine ordentliche Hämodynamik zeigen und umgekehrt. Unter anderem wird eine unterschiedliche Blutverteilung in verschiedenen Organgebieten diskutiert.

Einer der wesentlichen Gesichtspunkte der hämodynamischen Studien der letzten Jahre war der Nachweis, daß eine Steigerung des Herzminutenvolumens nicht nur durch Beeinflussung der Kontraktilität möglich ist, sondern daß das Herzzeitvolumen – bei weiterhin eingeschränkter Kontraktilität – auch durch Entlastung des Herzens im Sinne einer Verminderung der Vorlast und Nachlast zunimmt.

Jeder Versuch, die Kontraktilität zu steigern, bewirkt letztlich eine Aktivierung intrazellulärer **calciumabhängiger Vorgänge.** Das gilt für sämtliche sogenannte **positiv inotrope Substanzen,** seien es Digitalisglykoside, Sympathikomimetika oder Phosphodiesterasehemmer (s. Schema Abb. 29, S. 81 und Tab. 26, S. 79). So erklärt sich, daß alle diese Maßnahmen auch sehr ähnliche Nebenwirkungen, eben die Folgen intrazellulärer Calciumüberladung, wie Rhythmusstörungen und Myokardnekrosen, hervorrufen können. Außerdem läßt sich eine Kontraktionsinsuffizienz durch alle positiv inotropen Maßnahmen nicht dauerhaft beheben, sondern höchstens vorübergehend bessern.

Aus diesem Grund zielen alle Versuche, eine Herzinsuffizienz langzeitig zu beeinflussen, heute darauf ab, das versagende Herz schon in den Frühstadien maximal zu entlasten, und erst wenn diese Maßnahmen nicht mehr ausreichen, von positiv inotropen Substanzen Gebrauch zu machen (Ausnahme s. S. 108).

Daß überschießende **Kompensationsmechanismen** in der Pathophysiologie der Herzinsuffizienz eine entscheidende Rolle spielen, wurde schon lange vermutet. Inzwischen sind die wesentlichen Zusammenhänge durch umfangreiche Untersuchungen geklärt. Man kennt auch die Bedeutung dieser Kompensationsmechanismen für die Prognose und den Einfluß verschiedener therapeutischer Maßnahmen auf diese Vorgänge.

Solche Kompensationsmechanismen spielen nicht nur bei der **Herzinsuffizienz,** sondern auch bei der **Hypertonie** (s. S. ✻, II), beim **Cor pulmonale** (s. S. ✻, IV)[105], bei **Leberzirrhose** (s. S. ✻, IV)[15] und auch als Nebenwirkung **verschiedener therapeutischer Maßnahmen,** eine wesentliche Rolle. Am genauesten quantitativ untersucht sind die Verhältnisse bei der schweren Herzinsuffizienz.

Bei ausgeprägter Herzinsuffizienz führt das **verminderte Herzminutenvolumen,** vor allem aber die verminderte Nierendurchblutung, zum Anstieg des Reninspiegels im Serum, der, wie schon oben (s. S. ✻/I) ausführlich besprochen und in dem Schema ✻ (s. S. ✻/I) dargestellt, eine **kaskadenartige Entgleisung verschiedener Hormonsysteme** bewirkt. Man findet – wie aus der Tab. 6 zu ersehen ist, massiv erhöhte Werte für **Renin, Angiotensin II, Aldosteron, Vasopressin, atrialen natriuretischen Faktor, Bradykinin,** aber auch für **Dopamin, Adrenalin** und vor **allem für Noradrenalin.**

(Die Frage nach dem **„Sinn" des Reninspiegelanstiegs** wird heute dahingehend beantwortet[220s], daß die erhöhte Reninausschüttung für die Niere in manchen Situationen günstig ist, weil sie zu einer besseren Durchblutung führt, während

Tabelle 6

Entgleisungen im Hormon-Elektrolyt-Haushalt

bei Patienten mit schwerer Herzinsuffizienz und der
Einfluß der ACE-Hemmer auf diese Verschiebungen

Befunde dieser Art wurden in den verschiedensten Studien dokumentiert, von denen hier nur einige repräsentative Werte wiedergegeben sind, um einen Eindruck vom Ausmaß dieser Veränderungen zu vermitteln.
Die letzte Spalte zeigt grob die **Größenordnung** für die Abweichung der einzelnen Faktoren, die meist das 3- bis 8fache (mit Schwankungen zwischen dem 1,5- bis 40fachen) des Normalwertes beträgt.

Hormone und Transmitter

	[56c] **Normalwerte**	[56b] **Herzinsuffizienz** Ausgangswert	Captopril	[56c] **Herzinsuffizienz** Ausgangswert	Enalapril	M*	**Herzinsuffizienz** Größenordnung d. Veränderungen
Renin µU/ml	10–50	170	400	80	700	30	**3–5fach**
Angiotensin II pmol/l	3–35	50	20	40	15	19	**2–3fach**
Aldosteron ng/dl	4–18			15	10	13	
pmol/l		900	300				
Vasopressin pg/ml	0,3–0,7	–	–	1,9	1,3	0,5	**3fach**
Noradrenalin nmol/l	0,8–3,0	4,2	3,2	3,2	2,2	1,9	1,5fach
Adrenalin nmol/l	0–0,2	0,23	0,28	0,3	0,3	0,1	2–3fach
	[318b] **Normalwerte**	[318b] **Herzinsuffizienz**		**ACE-Hemmer**			[318b]
Noradrenalin pg/ml	200	600–800		500		200	**3–4fach**
Aldosteron pg/ml	85	160–700		160		85	**2–5fach**
ANF fmol/ml	10	400		200		10	**20–40fach**
Dopamin pg/ml	200	400		–		200	**2fach**
Bradykinin ng/ml	–	2,9		2,2			

*M: grober Mittelwert

der Reninübertritt in den großen Kreislauf zu den bekannten deletären Mechanismen der Vasokonstriktion führt. Daraus wurde die Hoffnung auf zukünftige ACE-Hemmer mit selektiv extrarenaler Wirkung abgeleitet[220s].)

Tabelle 7

Pathophysiologie der Hormon-Elektrolyt-Situation (s. a. S. ✻, I)

bei **schwerer Herzinsuffizienz**

▶ **vermindertes Herzminutenvolumen**
verminderte Nierendurchblutung

→ **Aktivierung des Renin–Angiotensin–Aldosteron-Systems**
(kontrolliert durch Calcium im juxtaglomerulären Apparat, Chlorid und Prostaglandine)[86]
Reninfreisetzung, gefördert durch β_1-Stimulation, Parathormon, Glucagon, Magnesium und niedriges Calcium im Zytosol)[86]
(Stimulation des Konversionsenzyms durch Cortisol, Prostaglandin E)[86]

▶ **Erhöhte Serumspiegel von**
Renin–Angiotensin–Aldosteron
Antidiuretischem Hormon (Vasopressin) und
atrialen natriuretischem Faktor[86]
Noradrenalin und Adrenalin
teilweise aktiviert über das Renin–Angiotensin–System, teilweise auch – via Barorezeptoren – direkte zentrale Stimulation der Katecholaminfreisetzung[85b]

▶ **Effekte**
Angiotensin II
stärkster Vasokonstriktor
Reizung des Durstzentrums
Freisetzung von Aldosteron
Freisetzung von Adrenalin
auch lokal, z. B. am Herzen
Noradrenalin und Adrenalin
Vasokonstriktion
Elektrolytverschiebungen (s. Vorkapitel)
Freisetzung von Renin–Angiotensin
(Freisetzung von Aldosteron)
Aldosteron
Retention von Natrium und Wasser
Mehrausscheidung von Kalium und Magnesium
Alkalose[86]

▶ **Auswirkungen der Elektrolytverluste auf das Hormonsystem**
Natrium-, Chlor-, Kalium- und Magnesiummangel
stimuliert das Renin–Angiotensin–Aldosteron-System
Kaliumverluste
werden teilweise durch Feed-back-Mechanismen mit Aldosteron ausgeglichen
Magnesiumverluste
werden nicht ausgeglichen

Auf die **Mechanismen,** die zur Aktivierung dieser Systeme führen, die **Interferenz dieser Systeme untereinander** und besonders die Beziehungen zwischen dem Renin-Angiotensin-System und dem sympathischen Nervensystem, die sich gegenseitig in ihrer Wirkung hochschaukeln, ebenso wie auf die Auswirkungen dieser Hormonentgleisungen auf den Elektrolythaushalt wurde oben schon ausführlich eingegangen (s. S. *****/I).

Die Zusammenhänge bei der Herzinsuffizienz sind noch mal in der **Tab. 7** zusammengefaßt.

Kriterien für die Prognose – therapeutische Beeinflußbarkeit
(Tab. 8–18, Abb. 6–11)

In den letzten Jahren wurden ausgedehnte Untersuchungen durchgeführt, mit der Fragestellung, welche **hämodynamischen und metabolischen Veränderungen** Hinweise auf die Prognose und die therapeutische Beeinflußbarkeit der Herzinsuffizienz geben.

Diese Studien erstreckten sich zunächst auf die Patienten mit **schwerer Herzinsuffizienz** (s. S. 25 ff.).

Erst in allerletzter Zeit wurden auch die Verhältnisse bei **beginnender Herzinsuffizienz** (s. S. 40 ff.) genauer untersucht.

Schwere Herzinsuffizienz (Tab. 8–15, Abb. 6–10)
– therapeutische Beeinflußbarkeit

Für die schwere Herzinsuffizienz hat sich – wie oben schon erwähnt – gezeigt, daß **hämodynamische Größen** in Ruhe und bei Belastung nur recht unzuverlässige Informationen geben[61a].

Die besten Kriterien sind der Noradrenalinserumspiegel und der Natriumserumspiegel, der seinerseits durch den Reninspiegel bestimmt wird.

In bezug auf die **Katecholaminserumspiegel** als prognostisches Kriterium sind folgende Zusammenhänge bekannt:

Bei Patienten mit **latenter Herzinsuffizienz**[178] sind die Katecholaminserumwerte im Ruhezustand normal. Bei Belastung kommt es zum Anstieg des **Noradrenalinserumspiegels,** sobald der Pulmonalkapillardruck bzw. der linksventrikuläre Füllungsdruck ansteigt. Der **Adrenalinspiegel** steigt im allgemeinen nur an, wenn andere Faktoren wie z. B. Angina pectoris dazukommen. Der Anstieg des Noradrenalinserumspiegels wird vor allem durch erhöhte Druckwerte im Niederdrucksystem erklärt.

Bei Patienten mit **manifester Herzinsuffizienz** ist der **Noradrenalinspiegel** schon in Ruhe fast immer erhöht (s. Tab. 6)[61a].

Tabelle 8

Prognose von Patienten mit
therapieresistenter* mittelschwerer bis schwerer Herzinsuffizienz
(106 Patienten)
– in Abhängigkeit vom **Noradrenalinspiegel** –

Herzindex (CI)	:	2,11 l/min/m²
rechtsatrialer Druck (RAP)	:	9 mmHg
mittlerer arterieller Druck (MAP)	:	83 mmHg
Plasmareninaktivität (PRA)	:	10 µg Al/ml/Std.
Noradrenalin (NA)	:	700 pg/ml (normal bis 182 pg/ml)
Natrium im Serum (Na_s)	:	136 mVal/l

Noradrenalinserumspiegel**	Patientenzahl		1-Jahres-letalität	2-Jahres-letalität
<400 pg/ml	27 Pat. (25 %)		18 %	40 %
400–800 pg/ml	49 Pat. (46 %)	75 %	50 %	76 %
>800 pg/ml	30 Pat. (28 %)		76 %	90 %

(nach *Cohn*[61a])

* Definition s. S. 17
** Normalwerte s. Tab. 6

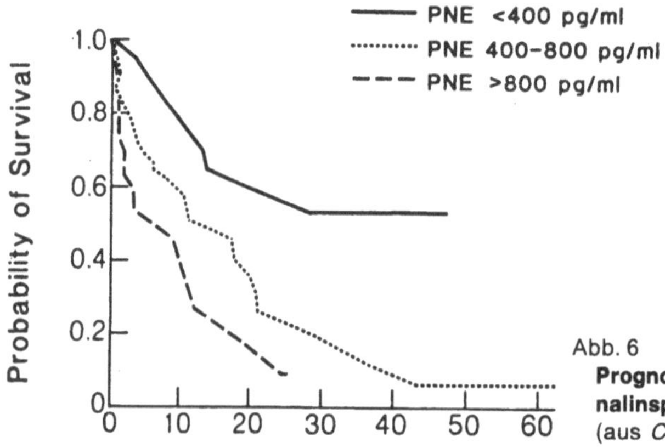

Abb. 6
Prognose in Abhängigkeit vom **Noradrenalinspiegel**
(aus *Cohn* [61a])

Life-Table Analysis of Survival, According to Tercile Based on Level of Plasma Norepinephrine (PNE)

Die Noradrenalinwerte sind – im Gegensatz zum Adrenalinspiegel, der sich unter anderem bei Aufregung rasch ändert – in der chronischen Phase der Herzinsuffizienz recht stabil und gut reproduzierbar. (In Phasen der akuten Herzinsuffizienz kann der Adrenalinspiegel vorübergehend zusätzlich ansteigen.) Die Prognose läßt sich, wie aus der Abb. 6 und der Tab. 8 zu ersehen ist, unmittelbar aus der Höhe des Noradrenalinspiegels ableiten: Die 1- bzw. 2-Jahresletalität ist für die **Patienten mit kaum erhöhtem Noradrenalinspiegel** mit 18 bzw. 40 % vergleichsweise noch gering. Für die meisten **Patienten mit mittelgradig erhöhten Werten** mit 50 bzw. 76 % schon sehr hoch und für **Patienten mit hohen Werten** mit 76 bzw. 90 % extrem schlecht.

Der Noradrenalinspiegel galt seit den Untersuchungen von *Cohn*[61a] als sicherstes prognostisches Kriterium und wurde teilweise auch als Entscheidungshilfe für die Indikation zur Herztransplantation herangezogen[61a].

Neben den schon erhöhten Noradrenalinspiegeln in Ruhe zeigen Patienten mit Herzinsuffizienz unter **Belastung** überproportionale Anstiege dieser Werte, die sich unter der Therapie mit **ACE-Hemmern** weitgehend unterdrücken lassen (s. Abb. 7)[201].

In bezug auf das Zustandekommen des erhöhten Noradrenalinspiegels wurden inzwischen neben den bekannten Mechanismen (s. S. ✻,I) auch Hinweise auf zusätzlich verminderten Abbau bei Herzinsuffizienz gefunden[135].

Die Frage nach der Bedeutung der **„High-“ und „Low-Renin“-Formen** der Herzinsuffizienz im Hinblick auf Prognose und therapeutische Beeinflußbarkeit wird seit langem diskutiert. Inzwischen liegen auch zu diesem Thema aufschlußreiche Ergebnisse vor[177, 220h]. Der Natriumserumspiegel ist leicht zu bestimmen, die Reninbestimmung ist im allgemeinen wissenschaftlichen Fragestellungen vorbehalten. Es bestehen aber enge Beziehungen zwischen beiden Größen: Erhöhte Reninserumspiegel führen – über eine direkte Wirkung an der Niere – zu einer

Verdünnungshyponatriämie. Eine freie Trinkmenge und eine auf 2 g beschränkte Kochsalzmenge vorausgesetzt – erkenntlich an einer Natriumausscheidung im Urin von weniger als 86 mVal/Tag – läßt sich daher am **Natriumserumspiegel** in etwa ablesen, ob es sich um eine „High-“ oder „Low-Renin“-Form handelt (s. Tab. 9 und 10). Wie aus der Tabelle 9 zu ersehen, ist der Reninspiegel bei Patienten mit normalem Natriumserumwert (> 137 mVal/l) im allgemeinen normal (~ 2 ng/ml/Std.). Insgesamt haben mehr als die Hälfte der Patienten mit

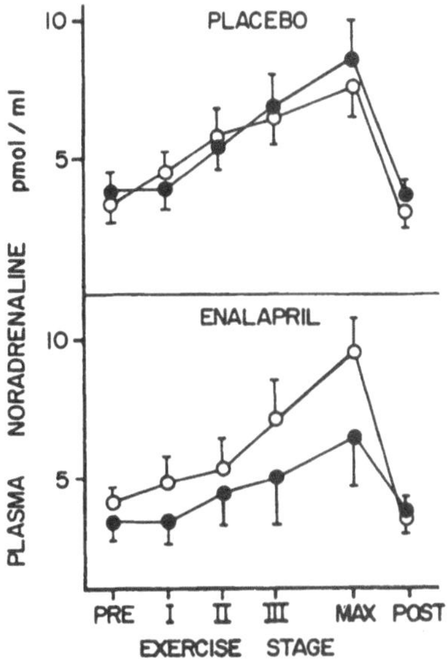

Changes in plasma noradrenaline with graded exercise on a treadmill (Naughton protocol) in two groups of patients: Plazebo-treated *(top panels)* and enalapril-treated *(bottom panels)*. Results are shown for studies before *(open symbols)* and after *(closed symbols)* 4 weeks treatment

Abb. 7
Anstieg des **Noradrenalinspiegels** bei Herzinsuffizienz unter Belastung
a) vor und nach Plazebo
b) vor und nach ACE-Hemmer-Behandlung (Enalapril)
(aus *Mc Grath* [201])

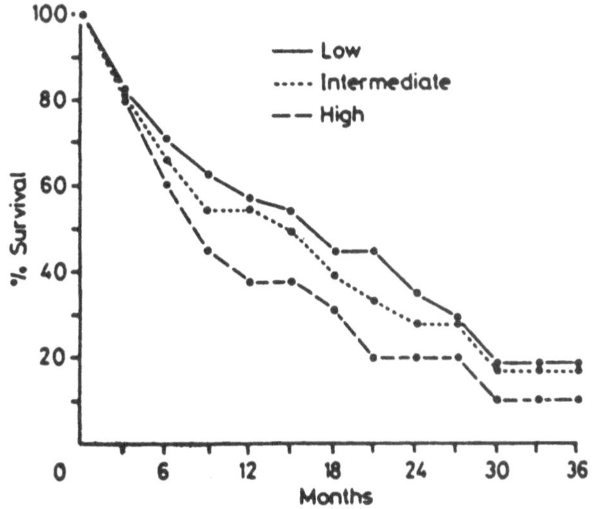

Abb. 8
Prognose der Patienten mit „High“-, „Intermediate“- und „Low“-Renin Formen der Herzinsuffizienz unter **ACE-Hemmern**
Beachte, daß sich die sonst sehr viel schlechtere Prognose der „High“-Renin-Patienten weitgehend denen der übrigen Formen anpaßt.
(aus *Packer* [220h])

Tabelle 9

Prognose von Patienten mit

therapieresistenter* schwerer Herzinsuffizienz (NYHA IV) (1976–1984) (203 Patienten)

– in Abhängigkeit vom **Natriumserumwert** –
– mit und ohne ACE-Hemmer (Captopril und Enalapril)-Behandlung –

laut Definition: EF <30 %, PCWP >15 mmHg
durchschnittliche Werte: EF 17 %
PRA 7 ng/ml/Std.
Na_s 136 mVal/l

Na_s (mval/l)	Patienten-zahl	Patienten-zahl (rel.) (%)	PRA ng/ml/Std.	Über-lebens-zeit (Tage)		ohne Therapie 1-Jahres-letalität (%)	2-Jahres-letalität (%)	1-Jahres-letalität (%)	2-Jahres-letalität (%)	unter ACE-Hemmer 1-Jahres-letalität (%)	2-Jahres-letalität (%)
>137	86	42	~ 2	363		50	70			40	20
<137	117				337			90	70		
>130	163			164		60	80			50	30
<130	40	19	~ 10		99			85	>90		

(nach *Lee*,[177])
* Definition s. S. 17

schwerer Herzinsuffizienz erniedrigte Natriumserumwerte und entsprechend erhöhte Reninspiegel (s. Tab. 9). Die Prognose der Patienten mit normalem und erniedrigtem Natriumserumwert ist der Tab. 9 zu entnehmen, die zeigt, daß die Letalität bei Patienten mit Natriumserumwerten unter 137 mVal/l deutlich schlechter und bei Werten unter 130 mVal/l mit einer 1-Jahres-Letalität von 85% und einer 2-Jahres-Letalität von > 90% extrem schlecht ist.
Für die Risikopatienten – **„High-Renin"-Formen** mit niedrigem Natriumserumwert – ist inzwischen nachgewiesen, daß sich die Prognose unter Behandlung mit ACE-Hemmern (s. Abb. 8) so weit bessern läßt, daß keine erheblichen Unterschiede mehr zwischen diesem „High-risk"-Kollektiv und Patienten mit normalem Natriumserumwert und normalem Reninspiegel besteht (s. Tab. 9 und Abb. 8).
Für die **„Low-Renin"-Formen** ging – ebenso wie für die Low-Renin-Formen der Hypertonie – lange die Diskussion, ob und in welchem Umfang sie auf die Behandlung mit ACE-Hemmern ansprechen. Auch zu dieser Frage liegen inzwischen ausgiebige Erfahrungen vor[20l + h]. Die „Low-Renin"-Patienten zeigen ein relativ unzuverlässiges Verhalten in bezug auf die Sofortwirkung der ACE-Hemmer. Im Rahmen der Dauerbehandlung ist aber bei 54%([220l]) – 64%([220h]) der Patienten eine Besserung der klinischen Symptomatik und der hämodynamischen Parameter zu erreichen (s. Tab. 10).
Die Beeinflußbarkeit der Herzinsuffizienz durch ACE-Hemmer ist außerdem abhängig von der **Nierenfunktion** (s. a. S. 100 ff, Tab. 11).

Tabelle 10

Erfolgsquoten – Besserung der klinischen und hämodynamischen Parameter im Rahmen der **Langzeittherapie** – bei 100 Patienten mit
therapieresistenter* schwerer Herzinsuffizienz
unter ACE-Hemmern
in Relation zum **Reninwert**

	PRA	Patientenzahl (rd.)	erhöhte Werte	Besserung der klinischen und hämodynamischen Parameter unter ACE-Hemmer-Therapie	
„High-Renin"-Form	>6 ng/ml/Std.	22 %	¾ aller Patienten	64 %	60–65 %
„Intermediate-Renin"-Form	2–6 ng/ml/Std.	42 %		60 %	
„Low-Renin"-Form	<2 ng/ml/Std.	26 %		64 %	

(nach *Packer*,[220h])
* Definition s. S. 17

Tabelle 11

Erfolgsquoten – Besserung der klinischen und hämodynamischen Parameter – im Rahmen der Langzeittherapie bei 101 Patienten mit

therapieresistenter* schwerer Herzinsuffizienz (Stadium IV)
unter ACE-Hemmern

– in Abhängigkeit von der **Nierenfunktion**

	Kreatinin	Patientenzahl	Besserung
normale Nierenfunktion	< 1,4	40	73 % (29/40)
leichte Niereninsuffizienz	1,4–2,8	49	59 % (29/49)
ausgeprägte Niereninsuffizienz	> 2,8	12	17 % (1/12)

(nach *Packer*[220n])
* Definition s. S. 17

Ergebnisse der Studien über die Wirksamkeit der ACE-Hemmer

Für Patienten mit schwerer Herzinsuffizienz gibt es heute – außer den oben schon erwähnten Untersuchungen – eine große Zahl von Studien über die Wirksamkeit der ACE-Hemmer mit verschiedenen **Problemstellungen.**

Zunächst ging es um die Frage, inwieweit sich eine **Besserung** der **Symptome** erreichen läßt. Anschließend interessierte, ob sich eine Besserung der **Langzeitprognose** erzielen läßt und schließlich, ob **Wirkungsunterschiede zwischen den einzelnen ACE-Hemmern** bestehen.

Einfluß auf die Symptomatik

Die Wirkung der ACE-Hemmer auf die klinischen Symptome und die hämodynamischen Parameter bei Patienten mit schwerer Herzinsuffizienz wurde in zahlreichen Studien untersucht.

Der Einfluß einer Kurzzeitbehandlung mit ACE-Hemmern auf die **hämodynamischen Parameter** und verschiedene **Hormone** ist schon aus der Abb. 9 aus einer frühen Arbeit von *Maslowski*[196] zu ersehen.

Weitere Studien drehten sich um die Frage nach der Zahl der „Responder" und dem **Ausmaß der zu erreichenden Besserung.**

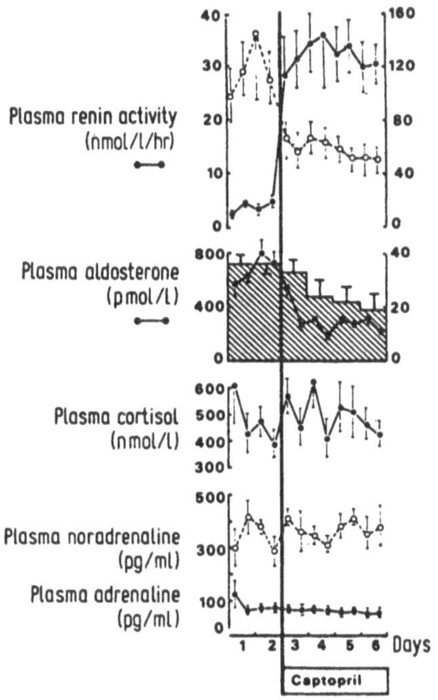

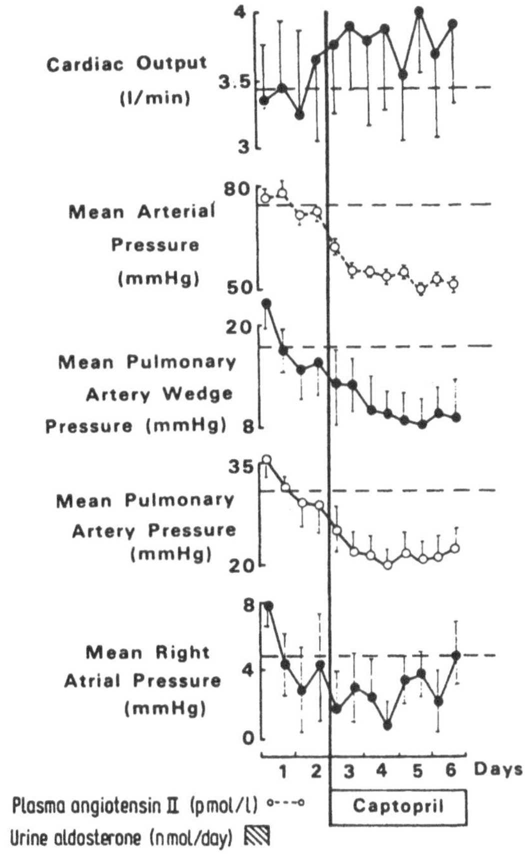

Abb. 9
Einfluß einer ACE-Hemmer-(Captopril-) Kurzzeittherapie auf die verschiedenen **hämodynamischen und hormonellen Parameter** bei **therapieresistenter Herzinsuffizienz**
(aus *Maslowski* [196])

Hormone indices measured before and during captopril treatment in 5 patients with resistant cardiac failure (mean ± SEM)

Haemodynamic measurements before and during captopril therapy in 5 patients with resistant heart failure (mean ± SEM)
The discontinuous lines represent the mean baseline (pre-captopril) value for each index

Als *Beispiel* seien die Befunde der Captopril-Multicenterstudie[52b] angeführt: Man erreicht

bei Patienten mit Herzinsuffizienz im Stadium III und IV
– mit unter Digitalis- und Diuretika anhaltenden Symptomen –

einen Anstieg des Herzminutenvolumens
eine Abnahme des peripheren Widerstandes und
eine Besserung der Belastungszeit
} um durchschnittlich jeweils 30–40 %

bzw.
bei insgesamt
79 % der Patienten eine klinische und hämodynamische Besserung
bei
20 % keine Änderung und
bei
1 % eine Verschlechterung[52b].

An weiteren Details aus dieser Studie ist von Interesse, daß Patienten mit
RR < 95 mmHg systolisch und Kreatininserumwerten > 2,5 mg% ausgeschlossen wurden[52b].

An **Begleiteffekten** wurde ein
leichter Kreatininanstieg von 1,5 auf 1,6–1,8 mg%, gelegentlich auch ein leichter Kreatininabfall gesehen[52b] (s. jedoch auch S. 100 ff.).

Ein Absetzen der Therapie wegen **Hypotonie** war bei
6 % der Patienten nötig.

An weiteren Begleiteffekten im Rahmen der Captopril-Langzeittherapie sind ein geringer
Anstieg des Kaliumserumwertes von
4,1 → 4,3 mVal/l (versus 3,8 → 3,9 unter Plazebo) und ein
Abfall der Werte von
Harnsäure (gegenüber Anstieg in der Plazebogruppe) und
Bilirubin (gegenüber Anstieg in der Plazebogruppe)
beschrieben[43].

Ähnliche Ergebnisse wie diese Multicenterstudie brachten zahlreiche andere Untersuchungen (s. Tab. 15, S. 39). Demnach kann kein Zweifel sein, daß die ACE-Hemmer bei den meisten Patienten mit schwerer Herzinsuffizienz zu einer wesentlichen Besserung der klinischen Symptomatik führen.

Einfluß auf die Langzeitprognose

Inzwischen liegen auch die ersten Ergebnisse über den Einfluß der ACE-Hemmer auf die Langzeitprognose bei Patienten mit therapieresistenter Herzinsuffizienz vor.

Die erste und inzwischen schon abgeschlossene Studie bezieht sich auf Patienten mit therapieresistenter Herzinsuffizienz im Stadium IV (s. Tab. 12):

Diese **skandinavische Multicenterstudie** wurde mit **Enalapril** im Doppelblindversuch gegen Plazebo durchgeführt und ergab eine wesentliche Senkung der Gesamtletalität durch eine Verminderung der Todesfälle durch progressives Herzversagen, während die Zahl plötzlicher Herztodesfälle unverändert blieb.

Die Untersuchung wurde wegen Eindeutigkeit der Ergebnisse von der Ethikkommission im Dezember 1986 abgebrochen.

Tabelle 12

Einfluß der Enalapril-Langzeittherapie auf die
Überlebenschancen von Patienten mit
therapieresistenter schwerer Herzinsuffizienz Stadium IV (253 Pat.)

– Ergebnisse der „Consensus-Studie" –
– Doppelblindstudie gegen Plazebo –

Enalapril-Dosierung
beginnend mit 2 × 5 mg/Tag
später beginnend mit 2 × 2,5 mg/Tag
gesteigert bis maximal 2 × 20 mg/Tag
bei einer ∅ Dosis von ~ 20 mg/Tag

Letalität		
nach		
½ Jahr	– 40 % (26 % vs. 44 %)	(p 0,002)
1 Jahr	– 31 % (36 % vs. 52 %)	(p 0,001)
Gesamtletalität (bei Studienende)	– 27 % (39 % vs. 54 %)	(p 0,003)
Sudden-death-Fälle	unverändert (je 14 Patienten)	
Tod durch progredientes Herzversagen	– 50 %	

(nach *Consensus*[65] und *Swedberg*[293b])

Tabelle 13

Einfluß der Captopril-Langzeitbehandlung auf die
Überlebenschancen von Patienten mit
therapieresistenter Herzinsuffizienz Stadium II

– Doppelblindstudie gegen Plazebo –

(Details:
∅ NYHA-Klasse II.$_1$ (I–III)
EF ∅ 38 %
Herz-Thorax-Relation 0,54
linksventrikulärer Echo-Durchmesser 62/49 mm)

Captoprildosierung		
2 × 25 mg		
2-Jahresletalität	– 60 %	(17 % vs. 46 %) (ns)

(nach *Kleber*[164])

Eine weitere **kürzlich in Deutschland durchgeführte Studie**[164a, b] bezog sich auf Patienten mit **therapieresistenter Herzinsuffizienz vorwiegend im Stadium II.** Sie wurde mit **Captopril** ebenfalls im Doppelblindversuch gegen Plazebo durchgeführt. Auch hier ergab sich eine erhebliche Senkung der Letalität nach 2 Jahren, die jedoch zu diesem Zeitpunkt bei der relativ kleinen Patientenzahl noch keine statistische Signifikanz erreichte. Die Studie läuft noch (s. Tab. 13).

Die Durchführung weiterer solcher Studien stößt inzwischen jedoch auf Schwierigkeiten, weil es nach den vorliegenden Daten **nicht mehr gerechtfertigt erscheint, durch Plazebokontrollen** einem Teil dieser hoch gefährdeten Patienten eine wirksame Therapie vorzuenthalten.

Vergleich der Wirksamkeit verschiedener ACE-Hemmer
– bei schwerster Herzinsuffizienz –

Captopril – Enalapril
Während bis vor kurzem davon ausgegangen wurde, daß zwischen **Captopril** und **Enalapril** mehr pharmakokinetische, aber keine prinzipiellen Unterschiede in bezug auf die hämodynamische Wirkung bestünden, zeigte eine neuere **direkte Vergleichsuntersuchung** zwischen beiden Substanzen[220q] bei Patienten mit schwerer Herzinsuffizienz, daß offensichtlich doch erhebliche **Unterschiede** vorhanden sind.

Captopril (150 mg/Tag)
bewirkt
- ▶ eine vorübergehende Blutdrucksenkung
  die jeweils vor der nächsten Dosis den Ausgangswert fast wieder erreicht hat (s. Abb. 10d).

Enalapril (40 mg/Tag)
bewirkt
- ▶ eine über den ganzen Dosierungszeitraum anhaltende Blutdrucksenkung.

Trotz der weniger lang anhaltenden Blutdrucksenkung hat **Captopril** offensichtlich eine **günstigere hämodynamische Wirkung:**

Captopril
bewirkt schon nach der ersten Dosis
eine
stärkere Zunahme des Herzminutenvolumens und
eine
stärkere Verminderung des linksventrikulären Füllungsdrucks
die dann
aber nach jeder weiteren Einzeldosis erneut noch mal zunehmen, so daß eine stärkere Dauerwirkung resultiert.

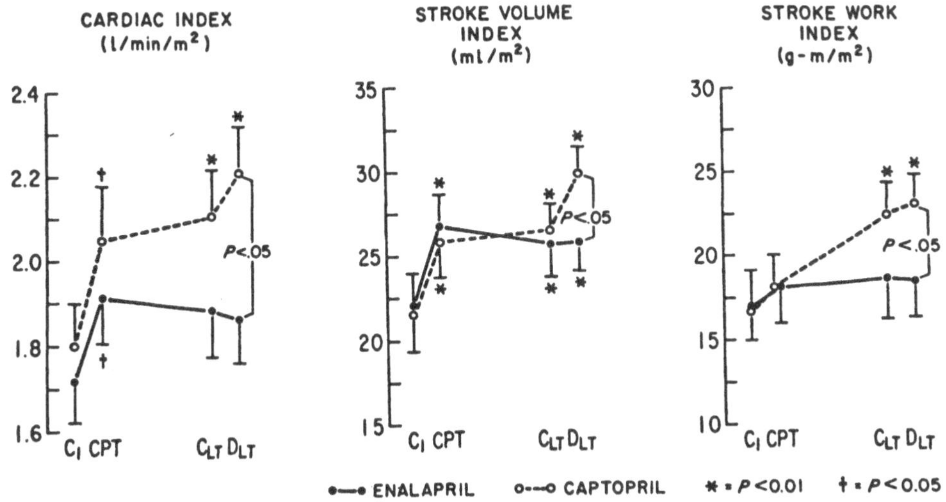

Abb. 10a
Cardiac Index, Stroke Volume Index, and Stroke Work Index in Patients Treated with Captopril or Enalapril. C_1 denotes the values before therapy, CPT the values after the first test dose of captopril in both groups, C_{LT} the values during long-term therapy with captopril or enalapril just before the administration of the study drug, and D_{DL} the values at the peak effect of long-term treatment with captopril or enalapril. Asterisks and daggers designate significance of values at CPT, C_{LT}, and D_{LT} from those of C_1. Bracketed P values designate the significance of the difference observed between the two groups in the magnitude of drug-induced change for each variable. Data are expressed as means ± SEM

Abb. 10
Vergleich zwischen der Wirkung von **Captopril** und **Enalapril** auf die verschiedenen hämodynamischen Parameter bei Herzinsuffizienz Stadium NYHA IV
(aus *Packer* [220q])

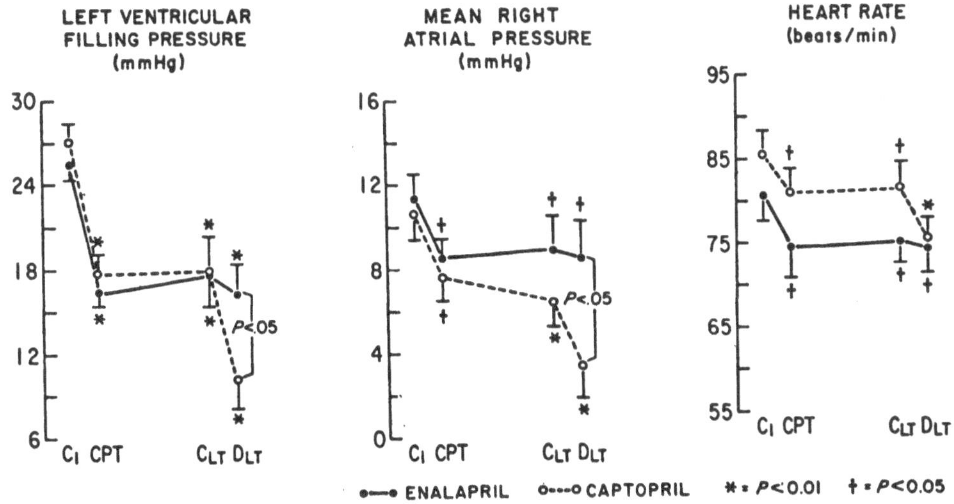

Abb. 10b
Left Ventricular Filling Pressure, Mean Right Atrial Pressure, and Heart Rate in Patients Treated with Captopril or Enalapril. Abbreviations are the same as those in Figure 10 a

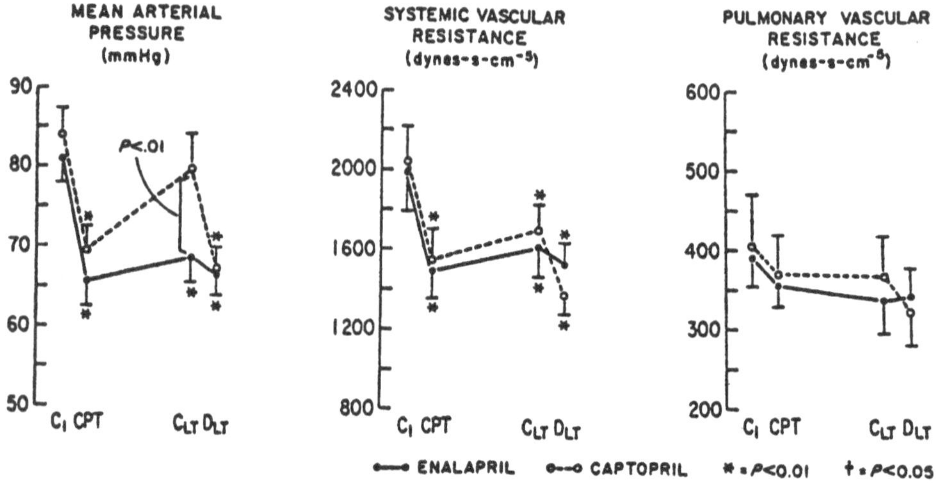

Abb. 10c
Mean Arterial Pressure, Systemic Vascular Resistance, and Pulmonary Vascular Resistance in Patients Treated with Captopril or Enalapril. Abbreviations are the same as those in Figure 10 a

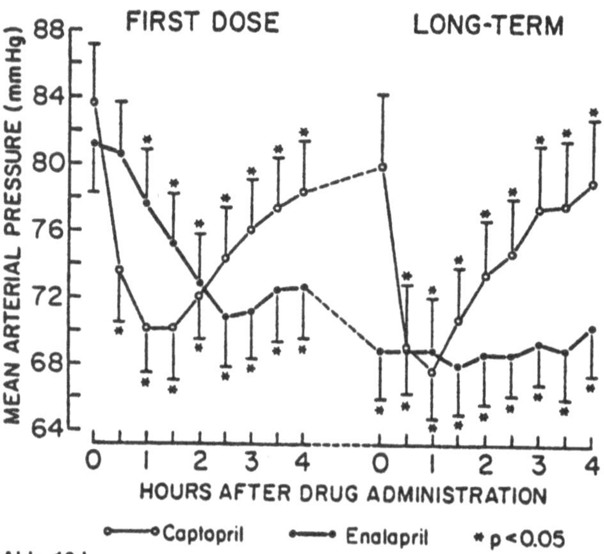

Abb. 10d
Sequential Changes in Mean Arterial Pressure after the Administration of the First Dose of Captopril and Enalapril and after Doses of Each Drug during Long-Term Therapy.
The effects in the 18 patients in the captopril group (first dose, 25 mg; long-term dose, 50 mg) and in the 20 patients in the enalapril group (first dose, 10 mg; long-term dose, 20 mg) who had two hemodynamic evaluations are shown. Asterisks indicate significance of each value as compared with that at 0 hours in the "first dose" panel (left).

Die Ursache dieser Diskrepanz ist im Grunde noch nicht ganz klar. Von den Hormonspiegeln wurde nur der Reninwert gemessen (s. Tab. 14), der unter Captopril durch die länger anhaltende ACE-Hemmung stärker erhöht war.

Tabelle 14

Langzeitwirkung von
Captopril und Enalapril
auf verschiedene biochemische Parameter bei Patienten mit therapieresistenter schwerer Herzinsuffizienz (aus *Packer*[220q])

Variable	Captopril		Enalapril		p Value†
	Control	Drug	Control	Drug	
		means ±SEM			
Serum sodium (nmol/liter)	137,3±0,8	136,2±0,7	136,8±1,3	135,8±0,9	NS
Serum potassium (mmol/liter)	4,3±0,1	4,3±0,1	4,1±0,1	4,6±0,1‡	<0,01
Blood urea nitrogen (mg/dl)	30,3±4,0	40,4±7,1§	26,4±3,0	48,1±7,5‡	NS
Serum creatinine (mg/dl)	1,4±0,1	1,5±0,1	1,3±0,1	1,7±0,2‡	NS
Weight (kg)	66,4±2,9	65,1±2,8§	65,7±3,3	66,2±3,4	NS
Plasma renin activity (ng/ml/hr)	3,6±0,7	34,5±8,0‡	5,6±2,6	14,5±3,0‡	<0,02
Creatinine clearance (ml/min)	49,2±4,7	55,2±6,8	54,1±6,1	44,1±5,3§	<0,05
Urinary sodium (mmol/day)	60±10	93±13§	51±10	71±9	NS
Urinary potassium (mmol/day)	67±5	60±4	70±8	50±4§	NS

* The first five variables were obtained in 20 patients in each group, the last three in 16 patients treated with captopril and 18 treated with enalapril. Plasma renin activity was measured in 18 patients treated with captopril and in 19 treated with enalapril.

† Designates significance of difference between the two treatment groups with to the magnitude of drug-induced changes in each variable; NS denotes not significant.

‡ p<0,01 for drug-induced changes within each treatment group.

§ p<0,05 for drug-induced changes within each treatment group.

Insgesamt wurde eine **Besserung um mindestens eine NYHA-Klasse**
unter Captopril
bei 71 % der Patienten
unter Enalapril
bei 52 % der Patienten
festgestellt[220q].

Weiterhin ergaben sich leichte Unterschiede der Wirkung beider Substanzen **auf die Nierenfunktion** (s. Tab. 14 u. S. 100).

Captopril
hat keinen wesentlichen Einfluß auf die Nierenfunktion und beeinflußt die Elektrolyte – bei vorher ausgeglichenem Zustand – nicht.

Enalapril
führt bei einem Teil der Patienten zu einer geringen **Verschlechterung der Nierenfunktion** – die Folge eines Blutdruckabfalls ist – und bei diesen Patienten zu einer deutlich positiven Kalium- und Magnesiumbalance.

Captopril
führt zu einer minimal stärkeren Natriumausscheidung und damit zu einem leichten Gewichtsverlust.

Nach der vorliegenden Studie scheint es so zu sein, daß
Captopril
besser für Patienten mit **Herzinsuffizienz** – erst recht für solche mit Herzinsuffizienz und Niereninsuffizienz – geeignet ist als Enalapril.

Die Autoren weisen darauf hin, daß bei **Patienten mit Herzinsuffizienz** unter Enalapril häufiger und länger anhaltende Blutdruckabfälle beobachtet wurden.

Zur Frage der **Wirkungsunterschiede** zwischen **Captopril und Enalapril** bei schwerer Herzinsuffizienz sind sicher weitere Untersuchungen angezeigt, nachdem die oben angeführten Angaben von *Packer*[220q] auf den Ergebnissen einer einzigen direkt vergleichenden Studie – mit relativ hohen Dosen beider Substanzen – beruhen.

Ein Blick auf die Langzeitergebnisse in unterschiedlichen, nicht direkt vergleichbaren Studien mit Captopril und Enalapril (Tab. 15) zeigt aber **Hinweise auf ähnliche Ergebnisse,** auch wenn die Ermittlung von Durchschnittswerten aus verschiedenen Studien sicher fragwürdig ist.

Captopril – Ramipril
Inzwischen sind auch die ersten **Vergleichsuntersuchungen** gegenüber weiteren neuen **ACE-Hemmern** gelaufen.
Dabei ergaben sich Hinweise darauf, daß **Ramipril**, das derzeit noch nicht im Handel ist, akut den pulmonal-kapillaren Verschlußdruck stärker und anhaltender senkt als Captopril[129]. Inwieweit sich daraus Konsequenzen für die Therapie der Herzinsuffizienz und vielleicht auch der primären **pulmonalen Hypertonie** oder der Hypertonie bei obstruktiven Lungenerkrankungen ergeben, ist offen.

Tabelle 15

Vergleich der Wirksamkeit von

Captopril und Enalapril bei schwerster Herzinsuffizienz
– Ergebnisse der größten bisher vorliegenden Studien – (ergänzt nach *Zähringer*[318a])

Langzeittherapie der Herzinsuffizienz mit ACE-Hemmern

Autor	Jahr	Pat. (n)	Dosis (mg)	Th.-Zeitraum (Monate)	MAP (mmHg) K	MAP (mmHg) Th	PAP (mmHg) K	PAP (mmHg) Th	PC (mmHg) K	PC (mmHg) Th	HI/HZV* (l/min/m²) K	HI/HZV* (l/min/m²) Th	HF (min⁻¹) K	HF (min⁻¹) Th	Lit.
Captopril															
Ader	1980	7	50–300	2	89	68	40	27	29	13	3,5*	5,1*	78	73	2
Sharpe	1980	10	50–150	3	91	77	37	n.b.	25	17	1,7	2,3	80	76	74
Levine	1980	8	25–450	2	81	78	n.b.	n.b.	n.b.	n.b.	n.b.	n.b.	80	74	50
Kayanakis	1981	20	200	2	89	82	n.b.	n.b.	20	15	1,9	2,3	84	76	43
Komajda	1981	9	75–225	6	88	77	n.b.	n.b.	20	11	3,9*	4,4*	84	70	46
Kramer	1983	16	300	3	87	79	n.b.	n.b.	30	16	1,7	2,4	86	69	47
Kikis	1985	9	75	0,5–10	87	70	38	22	n.b.	n.b.	2,2	2,9	92	77	44
	Pat.:	79		x̄ =	87	75	38	25	24	14	1,9	2,5	83	74	
Veränderung	in %:				**–14 %**		**–34 %**		**+32 %**		**+32 %**		**–11 %**		
Chatterjee	1985	125	unter-schied-lich	2	85	65	38	27	26	15	1,79	2,38	85	75	
					–24 %		–29 %		–42 %		+35 %		–11 %		
Enalapril															
Cody	1983	7	10–20	1	72	65	34	31	22	17	1,5	1,8	80	77	15
Kjekshus	1983	12	5–20	3	86	82	n.b.	n.b.	25	15	2,4	2,5	73	70	45
DiCarlo	1983	7	20	1	96	78	42	33	30	16	2,3	3,0	92	84	24
Sharpe	1984	29	10	3	95	88	34	24	23	13	2,0	2,6	83	79	75
	Pat.:	55		x̄ =	91	85	34	24	24	14	2,2	2,6	78	75	
Veränderung	in %:				**–7 %**		**–29 %**		**–42 %**		**+18 %**		**–4 %**		
Webster	1985	8	3 × 5	3	91	88	33	23	23	15	2,4	2,6			

K = Kontrollgruppe; Th = Therapiegruppe (Captopril bzw. Enalapril); n.b. = nicht bestimmt

Beginnende Herzinsuffizienz (Tab. 16–18, Abb. 11)

– Monotherapie (welche?) oder frühe Kombination? – [4a + b, 22b, 29a + c, 15c + d, 191, 201]

Überblick

Nachdem die Verhältnisse bei der schweren Herzinsuffizienz weitgehend geklärt waren, verlagerte sich das Interesse der Kliniker und Forscher auf die Frage, **was sich in den Frühstadien abspielt und wieweit sich** bei rechtzeitigem Behandlungsbeginn **das Fortschreiten der Herzinsuffizienz verhindern läßt.**

Hier interessierte zunächst, welche Veränderungen im **Hormon-Elektrolyt-Haushalt** sich in der Frühphase finden und welchen Einfluß die verschiedenen Behandlungsprinzipien wie **Diuretika, Digitalisglykoside, Vasodilatatoren und ACE-Hemmer** auf diese Verhältnisse nehmen.

Die vorliegenden Untersuchungen zu diesem Thema waren bisher recht spärlich. In allerjüngster Zeit gab es jedoch eine Reihe wesentlicher neuer Studien. Entsprechend den derzeitigen Gepflogenheiten, meistens mit der **Diuretika**behandlung zu Beginn, wurde im wesentlichen die Frage untersucht, welche Veränderungen diese Substanzen im Hormon-Elektrolyt-Haushalt hervorrufen und welche Bedeutung die verschiedenen **Kombinationspartner** wie **Digoxin** und **ACE-Hemmer** haben.

Einzelne Autoren gehen davon aus, daß **Digitalis** nach wie vor das Medikament der ersten Wahl sei und klärten die Frage, welchen zusätzlichen Effekt ACE-Hemmer haben[4a + b, 22b, 29a + c, 150c, 191, 201].

1. Hormon-Elektrolyt-Haushalt bei unbehandelter Herzinsuffizienz
[4a + b, 22b, 201]

*– Einfluß der **Diuretika** –*

Nach den bisher vorliegenden Studien findet man
bei Patienten mit

▶ **unbehandelter mittelschwerer Herzinsuffizienz**[22b]
– charakterisiert durch Belastungsdyspnoe selten auch Beinödeme –

▶ erhöhte **Noradrenalinspiegel**
in Ruhe und bei Belastung aber
– normale
Renin- und Aldosteronspiegel.

Behandelt man diese Patienten mit
● **Diuretika** (Furosemid 40 mg und Amilorid 5 mg)

so ergibt sich
▶ eine deutliche Gewichtsabnahme (3,5 kg) und
▶ eine Verdoppelung der Belastungstoleranz.

Dabei
– normalisiert sich der vorher erhöhte **Noradrenalinspiegel** in Ruhe,
der Wert bei Belastung bleibt aber erhöht.
Hingegen kommt es jetzt zu
– einem Anstieg von
Renin und Aldosteron (sowohl in Ruhe als auch bei Belastung).

Aus dieser Studie ergibt sich, daß die hormonelle Situation bei **Patienten mit unbehandelter, mittelschwerer Herzinsuffizienz** zunächst nur durch erhöhte Noradrenalinwerte gekennzeichnet ist. Die Behandlung mit Diuretika bewirkt – über eine Besserung der Hämodynamik – eine Rückbildung der erhöhten Ruhe-Noradrenalinwerte, führt aber gleichzeitig – ausgelöst durch die Hypovolämie – zu einer Aktivierung des RAA-Systems, die – trotz Besserung der klinischen Symptomatik – den Keim zum weiteren Fortschreiten der Herzinsuffizienz in sich trägt[22b, 150c]. Aus diesem Grund wird empfohlen, Diuretika schon im Frühstadium mit ACE-Hemmern zu kombinieren[22b]. Die Behandlung mit ACE-Hemmern führt zu einer Rückbildung der unter Belastung erhöhten Noradrenalinspiegel[201].

2. Mittelschwere Herzinsuffizienz trotz Digitalis und Diuretika[29a, c, 70]
– Steigerung der Diuretikadosis oder zusätzliche ACE-Hemmer? –

Thema weiterer Diskussionen war die Frage, ob bei Patienten mit mittelschwerer Herzinsuffizienz – unter Digitalis und Diuretika[29a+c, 70] besser eine weitere Steigerung der Diuretikadosis erfolgt oder zusätzlich ACE-Hemmer eingesetzt werden sollten.

Dazu ergab die Studie von *Cowley*[70]
bei mittelschwerer Herzinsuffizienz
– mit anhaltender Symptomatik unter 40 mg Furosemid –
für die
- **gesteigerte Diuretikadosis**

gegenüber
- ACE-Hemmern

} eine ausgeprägtere Wirkung auf die aktuellen **Symptome** der Herzinsuffizienz, einschließlich Belastungsfähigkeit.

Die Doppelblindstudien von *Boccanelli*[29a+c] ergaben aber wesentliche zusätzliche Gesichtspunkte:
bei Patienten mit
- ▶ **mittelschwerer Herzinsuffizienz**
  – nicht voll kompensiert unter Digitalis und Furosemid (25 mg/Tag) –

brachte die
- **Steigerung von Furosemid** auf 100 mg täglich oder
- Zugabe von **Captopril**
  - ▶ eine **vergleichbare Besserung** der klinischen **Symptomatik** und mancher hämodynamischer Parameter.

Genauere Analysen mit der Echokardiographie zeigten aber unter Captopril deutlich physiologischere bzw. bessere Detaileffekte:
- die Steigerung der Diuretikatherapie
  ergab
  - eine Zunahme der endsystolischen Druckbelastung
  - eine Verminderung des Schlagvolumens
    mit einer Zunahme der Frequenz und dadurch unverändertem Herzzeitvolumen
  - eine Verminderung der „fractional shortening"
- die **Captoprilzugabe**
  bewirkte
  - eine Abnahme der enddiastolischen Druckbelastung und
  - eine Zunahme der „fractional shortening".

Nach diesen beiden Studien scheint es auf längere Frist **sinnvoller** zusätzlich **ACE-Hemmer** zu geben, als die Dosierung der Diuretika zu steigern.

3. Mittelschwere Herzinsuffizienz trotz Diuretika[4c] (Tab. 16–17)
– zusätzlich Digitalis oder ACE-Hemmer? –

Weitere Untersuchungen befassen sich mit der Frage nach der optimalen **Zusatztherapie** bei Patienten mit

▶ **mittelschwerer Herzinsuffizienz**[4c]
– trotz Vorbehandlung **mit Diuretika** –
Dabei ergab sich in einer Cross-over-Studie mit zusätzlich
- **Digoxin** (0,25 mg/Tag) oder
- **ACE-Hemmern** (Captopril 3 × 25 mg/Tag)

für **beide** Substanzen
▶ eine wesentliche Besserung der anfangs erheblich eingeschränkten Belastungsfähigkeit und
▶ ein Abfall der
Noradrenalin-
Adrenalin- und
Aldosteronspiegel.

Der Blutdruck stieg unter Digitalis minimal an und fiel unter Captopril ebenso unerheblich ab.

Die Autoren kommen zu dem Schluß, daß bis zum Vorliegen weiterer Studien die **ACE-Hemmer** bei beginnender Herzinsuffizienz den Digitalisglykosiden **bei gleicher Wirksamkeit** beider Substanzen **wegen der größeren therapeutischen Breite vorzuziehen** seien.

Inzwischen liegen zu diesem Thema die Ergebnisse einer ganz neuen umfangreichen
„Captopril-Digoxin-Multicenterstudie" 1988 vor[44c].

Dabei ergaben sich für
▶ **Patienten mit „leichter bis mittelschwerer Herzinsuffizienz** meist NYHA-II"
($EF_{Radionukleid}$ < 40 % ⌀ 25 %)
trotz Diuretika
(65 % davon vorbehandelt mit Digitalisglykosiden, die 14 Tage vor Studienbeginn abgesetzt wurden bei fortgesetzter Diuretikatherapie)

unter Doppelblindbedingungen
- Captopril (maximal 150 mg/Tag)
- Digoxin (nach Spiegel)
- Plazebo

} die in den Tabellen 16 u. 17 aufgeführten Daten

(Änderungen in der Plazebogruppe sind vorwiegend darauf zurückzuführen, daß dort bei Verschlechterung der Symptomatik eine Steigerung der Diuretikadosis durchgeführt wurde)

Die Studie zeigt
für **Digoxin**
eine deutlichere Steigerung der Ejektionsfraktion
für **Captopril**
eine ausgeprägtere Besserung von
Belastungszeit und NYHA-Klasse
günstigeren Effekt auf
ventrikuläre Rhythmusstörungen (bei Patienten mit vorbestehenden Rhythmusstörungen in Form von > 10 VES/min.)
etwas häufiger
Nebenwirkungen infolge Hypotonie
die unter Diuretikareduktion praktisch immer verschwinden.

Tabelle 16

Vergleich der Wirksamkeit von

Captopril – Digoxin – Plazebo

bei Patienten mit

leichter bis mittelschwerer Herzinsuffizienz unter Diuretika[44c]

auf **verschiedene Parameter**

Mean Changes From Baseline to End Point

Variable	Treatment Group	N	Baseline Mean	End Point Mean	Mean Change
Exercise time, s	Captopril	101	572	653	82*
	Digoxin	95	564	618	54
	Plazebo	97	552	587	35
New York Heart Association classification	Captopril	100	2,31	2,10	–0,20†
	Digoxin	95	2,32	2,22	–0,09
	Plazebo	98	2,27	2,29	0,02
Left ventricular ejection fraction, %	Captopril	87	26,0	27,8	1,8
	Digoxin	82	26,0	30,4	4,4‡
	Plazebo	78	26,3	27,2	0,9
Ventricular premature beats per hour§	Captopril	55	64,7	35,3	–29,4¶
	Digoxin	47	63,7	66,0	2,3
	Plazebo	45	65,2	49,1	–16,1

* Significantly different from plazebo group ($P<0{,}05$).
† Significantly different from plazebo group ($P<0{,}01$) with respect to the proportion of patients improved.
‡ Significantly different from plazebo ($P<0{,}01$) and captopril ($P<0{,}05$) groups.
§ Restricted to patients with more than ten ventricular premature beats per hour at baseline. Data summarized as geometric means at baseline and end point.
¶ Significantly different from digoxin group ($P<0{,}05$).

auf die Notwendigkeit von **Hospitalisation und akuter ambulanter Therapie**

Hospitalization and Emergency Department Visits

Treatment Group	No. of Patients			
	Hospitalization Only	Emergency Department Visit Only	Both	Total
Captopril	5	7	5	17
Digoxin	3	7	5	15
Plazebo	11	10	8	29*
Total	19	24	18	61

* $P<0{,}05$, compared with the captopril and digoxin groups

Darüber hinaus ist aber nachgewiesen, daß **Digitalis**glykoside – selbst bei Hypertonikern ohne Herzinsuffizienz – über antiadrenerge Mechanismen zu einer erheblichen Verminderung der **Plasmareninaktivität** führen[209, 12]. Dieser Effekt

Tabelle 17

Zusammenfassung der wichtigsten Effekte von
Captopril–Digoxin–Plazebo
bei Patienten mit
leichter bis mittelschwerer Herzinsuffizienz unter Diuretika
(nach der *Captopril-Digoxin, Multicenterstudie*)[44c]

	Captopril	Digoxin	Plazebo
Belastungszeit	+ 82 sec.	+ 54 sec.	+ 35 sec.
NYHA-Klasse Verbesserung bei ......% der Pat.	41 %	31 %	22 %
EF	+ 1,8 %	+ 4,4 %	0,09 %
VES bei Pat. mit vorbestehenden VES	− 45 %	+ 4 %	− 24 %
Absetzquoten wegen Therapieversagen wegen Nebenwirkungen	 5 % 2,9 %	 4,2 % 4,2 %	 15 % 0 %
RR (systolisch)	− 6,7 mmHg	+ 2,7 mmHg	− 0,03 mmHg
Nebenwirkungen	kein Unterschied in bezug auf Proteinurie		
Hautausschlag	häufiger		
hypotoniebedingte Symptome	häufiger		
Notwendigkeit erneuter ambulanter oder stationärer Behandlung			häufiger
Letalität	kein Unterschied in bezug auf Letalität (Kurzzeitstudie)		

ist ebenso bei Patienten mit niedriger als auch bei Patienten mit hoher Reninaktivität nachweisbar[12].

Als **Resümee** empfehlen die Autoren bei **beginnender Herzinsuffizienz** die **Kombination von Diuretika mit ACE-Hemmern,** die bei **Fortschreiten der Erkrankung** (Auftreten von Herzvergrößerung oder Galopp) durch **Digitalisbehandlung ergänzt** werden soll.

Weitere Detailanalysen dieser Studie[124b] ergaben selbst für Patienten ohne Selektion bezüglich vorbestehender Rhythmusstörungen deutliche Unterschiede zugunsten der ACE-Hemmer:

Die Gesamtzahl der VES nahm
unter Captopril um 15 VES/Std. ab
unter Plazebo um 33 VES/Std. zu
unter Digoxin um 61 VES/Std. zu.

Ähnliche Ergebnisse wie in der Captopril-Digoxin-Multicenterstudie – nämlich bessere Ergebnisse unter Captopril als unter Digoxin bei Patienten mit Herzinsuffizienz NYHA-Stadium II und III – wurden inzwischen auch von anderen Arbeitsgruppen mitgeteilt[324e].

4. Leichte bis mittelschwere Herzinsuffizienz trotz Digitalis[191]
– zusätzlich Diuretika oder ACE-Hemmer? –

In einer anderen Studie[191] wurde – ausgehend von der Überlegung, daß Digitalisglykoside weiter die Medikamentengruppe der ersten Wahl bei beginnender Herzinsuffizienz sind

- ▶ **bei Patienten mit „leichter bis mittelschwerer** (NYHA II–III) **Herzinsuffizienz**
  - – unter Digitalis und teilweise (70 %) Diuretika –
    - ▶ die Digitalisbehandlung fortgesetzt
    - ▶ Diuretika zunächst abgesetzt und randomisiert
      - ● Captopril 3 × 25 mg/Tag oder
      - ● Plazebo

      dazugegeben und bei Bedarf Diuretika später wieder angesetzt.

Die Untersuchung ergab nach einem halben Jahr
- ▶ für die Captoprilgruppe
  - – eine deutliche **Besserung** bezüglich
    Belastbarkeit
    NYHA-Klasse
    Herz- zu Thoraxdurchmesser
    Kontraktilitätsparameter im Echokardiogramm

Die meisten Patienten kamen jetzt ohne Diuretika aus.

Die Autoren sehen die **ACE-Hemmer als Ersatz für Diuretika bei digitalisierten Patienten** an.

5. Therapieresistente mittelschwere Herzinsuffizienz[61b und c]
(Tab. 18, Abb. 11)

– *konventionelle Vasodilatatoren:*
Hydralazin + Isosorbiddinitrat – Prazosin – Plazebo

Im Vergleich zu den umfangreichen Untersuchungen über die ACE-Hemmer sind die Studien über die **anderen Behandlungsprinzipien** spärlich.

Ein Einfluß auf die Langzeitprognose von Patienten mit
therapieresistenter mittelschwerer Herzinsuffizienz[61b + c]
konnte bisher lediglich für die
Kombination
Hydralazin
(300 mg/Tag) mit
Isosorbiddinitrat
(160 mg/Tag)
} nachgewiesen werden.

Dabei fand sich eine Reduktion der
1-Jahresletalität um 38 %
2-Jahresletalität um 25 %
3-Jahresletalität um 23 %.

Wegen Nebenwirkungen mußten die Medikamente bei 20 % der Patienten abgesetzt werden.
In der gleichen Untersuchung erwies sich
Prazosin
als ineffektiv.

Nach dieser Studie kann die Prognose von Patienten mit mittelschwerer Herzinsuffizienz durch die Kombination der beiden genannten Vasodilatatoren deutlich gebessert werden.
Die Ergebnisse waren für die Patienten mit Herzinsuffizienz auf dem Boden einer **ischämischen Herzerkrankung** genauso nachweisbar wie bei Herzinsuffizienz **anderer Ätiologie.**

Die Wirkung der genannten Medikamente auf die Überlebenschancen ist aus der Abb. 11 (S. 48) zu entnehmen.

Die Studie wird derzeit in erweiterter Form fortgeführt, indem die Kombination **Hydralazin–Isosorbiddinitrat** mit der Wirkung von **ACE-Hemmern verglichen** wird. Die Ergebnisse sind erst in einigen Jahren zu erwarten.

Vorläufige Vergleichsuntersuchungen über die Kurzzeitwirkung der Kombination Isosorbiddinitrat–Hydralazin gegenüber Captopril[77b] bei Patienten mit **Herzinsuffizienz bei koronarer Herzkrankheit** zeigen jedoch, daß die Kombination im Gegensatz zu Captopril sowohl zu einem erheblichen Anstieg der Katecholamine im Serum als auch zu einer Zunahme der Katecholaminfreisetzung im Myokard führt.

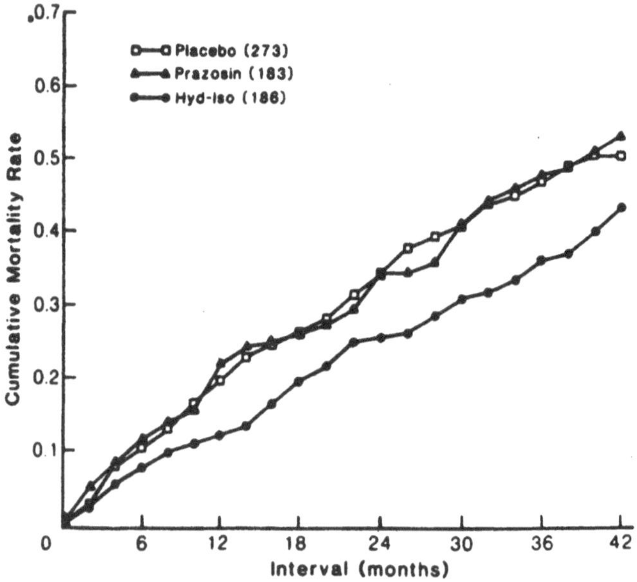

Cumulative Mortality from the Time of Randomization in the Three Treatment Groups

Abb. 11
Einfluß und **ISDN-Hydralazin** und **Prazosin** auf die Überlebenschancen von Patienten mit mittelschwerer Herzinsuffizienz
(aus *Cohn* [61b])

Tabelle 18

Einfluß von **Isosorbiddinitrat und Hydralazin** im Vergleich zu Prazosin und Plazebo auf die

Überlebensaussichten von Patienten mit
chronisch stabiler „mittelschwerer" Herzinsuffizienz

mit unter Digitalis und Diuretika anhaltender Belastungsdyspnoe (642 Patienten)
charakterisiert durch
Herzerweiterung: kardiothorakaler Durchmesser >0,55
enddiastolischer linksventrikulärer Durchmesser (Echo) >2,7 cm/m²
$EF_{(Radionuklid)}$ <45 %

Therapie	1-Jahres-letalität	2-Jahres-letalität	3-Jahres-letalität	4-Jahres-letalität
Hydralazin 300 mg/Tag und Isosorbiddinitrat 160 mg/Tag	−38 % (12 % vs. 20 %)	−25 % (26 % vs. 34 %)	−23 % (36 % vs. 47 %)	−7 % (50 % vs. 54 %)
Prazosin 20 mg/Tag	ineffektiv (kein Unterschied gegenüber Plazebo)			

(nach *Cohn* [61b])

Ebenso ergaben ältere Untersuchungen bei Patienten mit Herzinsuffizienz unter dieser Kombination Hinweise auf eine Aktivierung des RAAS[233].

Die Wirkung der Kombinationsbehandlung in der Studie von *Cohn*[61c] wurde allerdings in gleicher Form für alle Untergruppen einschließlich den Patienten mit koronarer Herzkrankheit gefunden.

Zusammenfassend
ist inzwischen in **3 Studien** für Patienten mit Herzinsuffizienz eine Besserung der **Langzeitüberlebenschancen** unter Behandlung nachgewiesen (s. Abb. 12):

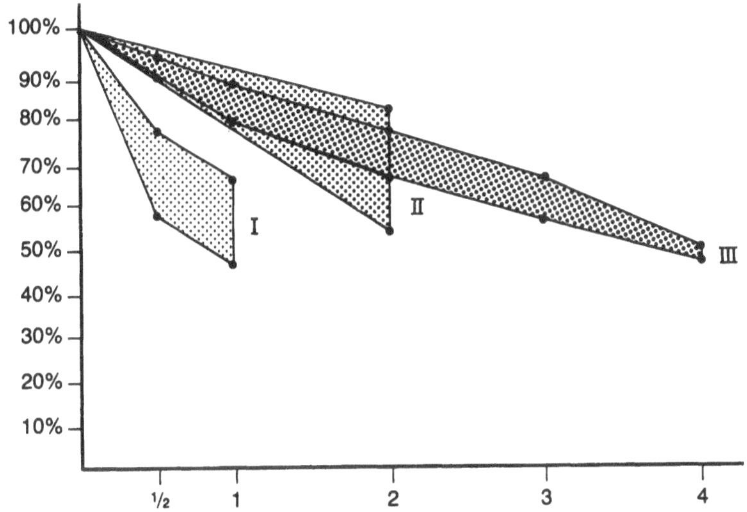

Abb. 12
Einfluß **verschiedener Behandlungsmaßnahmen** auf die **Prognose** von Patienten mit schwerer, bzw. therapieresistenter Herzinsuffizienz
Die Abbildung zeigt, daß sich die Prognose unter ACE-Hemmern oder der Kombination ISDN-Hydralazin deutlich bessert.
Wegen der unterschiedlichen Ausgangskollektive gibt die Abbildung jedoch **keinen Vergleich über die Wirksamkeit der einzelnen Behandlungsmaßnahmen.**
I. Patienten mit schwerer therapieresistenter Herzinsuffizienz Stadium IV
(Enalapril (*Consensus-Studie* [65])
II. Patienten mit therapieresistenter Herzinsuffizienz Stadium II
Captopril (*Kleber-Studie* [164])
III. Patienten mit therapieresistenter „mittelschwerer" Herzinsuffizienz
ISDN-Hydralazin
(*Cohn* [61b])

6. Herzinsuffizienz NYHA I[271c] (Tab. 19)

– **ventrikuläre Dysfunktion bei Zustand nach Infarkt** –

– *Captopril – Furosemid – Plazebo* –

Die Frage nach der Wirksamkeit verschiedener Behandlungsprinzipien bei Patienten mit

▶ **ventrikulärer Dysfunktion** (EF < 45 %)
ohne klinische Zeichen der **Herzinsuffizienz**
bei einer Woche zurückliegendem **Infarkt**
ergaben sich in einer direkten Vergleichsstudie die in der Tab. 19 angegebenen Werte

Tabelle 19

Einfluß von
Captopril – im Vergleich zu Furosemid und Plazebo –
auf die Funktionsparameter des linken Ventrikels bei Patienten mit **Zustand nach Herzinfarkt** und klinisch stummer linksventrikulärer Dysfunktion (**NYHA I**)
(nach *Sharpe* [271c])

	Differences from baseline to 12 months			
	EDVI (ml/m²)	ESVI (ml/m²)	SVI (ml/m²)	EF (%)
Group 1 (3 × 25 mg Captopril)	−2,9	−7,2	4,3‡	7,1‡
Group 2 (40 mg Furosemid)	6,5†	6,1†	0,4	−2,2
Group 3 (Placebo)	5,9*	5,7*	0,2	−2,3

Thus asymptomatic LV **dysfunction is improved** with captopril whereas **further LV dilation occurs with** furosemide as with placebo. (* p<0,05), † p<0,01, ‡ p<0,001)

Die Autoren kommen zu dem Schluß, daß bei

▶ **linksventrikulärer Dysfunktion bei Zustand nach Infarkt**
Captopril
eine Besserung der Dysfunktion bewirkt

während unter
Furosemid und Plazebo
eine weitere Dilatation des Ventrikels zu beobachten ist.

Bedeutung der Rhythmusstörungen (Tab. 20–24, Abb. 13–26)

[14, 26c, 49, 56b + c, 58, 81, 111, 115b, 117a, 122a + b, 128, 141, 145, 152, 160, 185, 203, 205a, 213a, 216, 220g, i, l, 222b, 225, 229b, 230a + b, 282e, 284, 307, 314, 320, 323]

Rhythmusstörungen bei den verschiedenen kardialen **Grundkrankheiten** sind ein so gängiges Phänomen, so daß lange Zeit unbeachtet blieb, daß auch Zusammenhänge zwischen Rhythmusstörungen und **Herzinsuffizienz als solcher** bestehen.

Diese Relationen wurden erst in den letzten Jahren im Rahmen der großen Studien über die Herzinsuffizienz offenkundig, die unter anderem ergaben, daß Rhythmusstörungen bei Herzinsuffizienz **unabhängig von der Grundkrankheit** auftreten[115b nach 111].

Außerdem zeigte sich, daß Patienten mit schwerer Herzinsuffizienz (Stadium III und IV) **fast immer Rhythmusstörungen** haben (s. Tab. 20). Im Vordergrund stehen die ventrikulären Rhythmusstörungen, einschließlich komplexer – vielfach multiformer – und repetitiver Formen, aber auch supraventrikuläre Tachykardien sind bei einem Viertel der Patienten vorhanden.

Die **Prognose** ist abhängig von der Art der Rhythmusstörungen:

bei „einfachen VES“
beträgt die Letalität 11 %

bei „komplexen VES“
liegt die Letalität bei 59 %[145].

Auch weitere Untersuchungen ergaben für Patienten mit relevanten Rhythmusstörungen die schlechteste Prognose[111, 145 nach 128, 203].

Obwohl die Patienten mit der schlechtesten kardialen Funktion am häufigsten Rhythmusstörungen haben, hat sich gezeigt, daß

Rhythmusstörungen ein **unabhängiger Risikofaktor** sind[145, 220i].

Relationen zwischen **Hormonspiegeln** und Rhythmusstörungen ließen sich in früheren Untersuchungen nicht belegen[115b, 145, 307, 314] (s. a. S. 53/2).

Außerdem scheinen **Rhythmusstörungen** nach allen bisher vorliegenden Untersuchungen mehr mit der Anzahl der **Gesamttodesfälle** als mit den Todesfällen für plötzlichen Herztod zu korrelieren[314].

Tabelle 20

Häufigkeit von Rhythmusstörungen bei Patienten mit schwerer Herzinsuffizienz

– und deren Korrelation zur Prognose –

	Francis 1986[115b]	*Wilson 1983*[314]	*Holmes 1985*[145]
Lown **II**		62 %	39 %
Lown **III**			
multiforme VES		71 %	87 %
Bigeminus	87 %* (multiforme VES, Bigeminus, Couplets)	26 %	
Lown **IV**			
Couplets			65 %
⩾3er Salven	54 %*	51 %	
⩾5er Salven		34 %	39 % (⩾3er Salven, ⩾5er Salven, anhaltende Kammertachykardie)
anhaltende Kammertachykardie			
Lown **V**			
frühe VES			6 %
anhaltende supraventrikuläre Tachykardie			20–25 %
Korrelationen zu			
plötzlichem Herztod	–	–	–
nicht plötzlichem Herztod		+	
Gesamttodesfälle	–	–	–

* Sammelwerte aus den bisher veröffentlichten Studien von 700 Patienten
% aller Patienten mit Herzinsuffizienz die Rhythmusstörungen hatten

Bei zunehmender Erfahrung mit diesen Rhythmusstörungen ergab sich der Verdacht, daß sie sich in mancher Hinsicht prinzipiell von Rhythmusstörungen bei Patienten mit Infarkt bzw. koronarer Herzkrankheit unterscheiden könnten.

Weitere Untersuchungen – nichtinvasive und invasive – erfolgten mit dem Ziel, die Rhythmusstörungen genauer zu charakterisieren und ihre therapeutische Beeinflußbarkeit und ihre Beziehungen zum plötzlichen Herztod genauer zu klären.

Inzwischen liegen die Ergebnisse einiger Studien teilweise mittels programmierter Stimulation vor:

Wirksamkeit der Antiarrhythmika

Die Ergebnisse zur Frage der Wirksamkeit antiarrhythmischer Therapie waren **unterschiedlich.**

In einzelnen Studien wurde nur der Einfluß dieser Substanzen auf den

plötzlichen Herztod

geprüft. Dabei fand *Parmley 1986*[222b] unter **Chinidin und Procainamid** und teilweise auch unter **Amiodaron** eine niedrigere Sudden-death-Rate, hingegen fand *Chakko 1985*[49] unter **Chinidin** und **Procainamid** keine Verminderung der Sudden-death-Fälle gegenüber Plazebo.

Weitere Studien wurden mit **invasiven Methoden** durchgeführt:

Das, 1986[81] untersuchte

24 Patienten mit **idiopathischer dilatativer Kardiomyopathie** und asymptomatisch ventrikulären Rhythmusstörungen und

Stamato 1986[284]

15 Patienten mit **idiopathischer dilatativer Kardiomyopathie** und

▶ rezidivierenden **nicht anhaltenden Kammertachykardien**

Poll, 1986[230b]

13 Patienten mit **nichtischämischer dilatativer Kardiomyopathie** mit **bekannten rezidivierenden Kammertachykardien und Kammerflimmern bei Zustand nach Herzkreislaufstillstand.**

Die Ergebnisse waren ebenfalls uneinheitlich. Bei einem Teil der Patienten ließen sich **monomorphe Kammertachykardien** auslösen. Sofern sich diese unter Antiarrhythmika nicht mehr provozieren ließen, war die Prognose gut[230b]. Bei Patienten, bei denen mit Antiarrhythmika nur eine Verlangsamung der Tachykardie erreicht wurde, ließen sich Todesfälle nicht verhindern[230b].

Bei den Patienten, bei denen **polymorphe Kammertachykardien oder gar keine Rhythmusstörungen** auslösbar waren, blieb die Prognose **ungewiß.** Auch bei nicht auslösbaren Tachykardien traten plötzliche Herztodesfälle auf und die empirisch angesetzten Antiarrhythmika konnten die Prognose nicht beeinflussen. Weitere Untersuchungen z. B. zur Frage der Auslösbarkeit unter Katecholaminzufuhr und verminderten Elektrolyten wurden **nicht durchgeführt.**

Repetitive ventrikuläre Antworten (RVR) ließen sich in der Studie von *Stamato*[284] bei 13 von 15 Patienten auslösen, ohne daß sich ein Zusammenhang mit der Prognose ergab. Repetitive ventrikuläre Antworten sind ein Phänomen, dessen prognostische Bedeutung bis heute nicht ganz geklärt ist. Sicher ist, daß sich solche Antworten unter Substanzen provozieren lassen, die zu Torsaden führen[282e].

Inzwischen liegen die Ergebnisse der ersten prospektiven Studie vor, in der die Frage nach der Relation zwischen Rhythmusstörungen und neurohumoralen Veränderungen und Elektrolyten und das Problem der therapeutischen Beeinflußbarkeit dieser Rhythmusstörungen durch einzelne Therapiemaßnahmen geprüft wurde.

Diese Studie von

Dargie 1987[323] umfaßte

84 konsekutive Patienten mit Herzinsuffizienz

Stadium II–IV

Bei diesen Patienten fand sich im 24-Std.-Bandspeicher-EKG

eine ∅ VES-Zahl von 5 000/24 Std.

2er o. 3er Salvenkammer bei 82 % der Patienten

Kammertachykardien (asymptomatisch) bei 61 % der Patienten

Im Beobachtungszeitraum von 2,5 Jahren starben

† 58 % der Patienten

71 % davon an plötzlichem Herztod.

Die engste Relation zwischen Überleben und verschiedenen diesbezüglich untersuchten Faktoren ergab sich zur Gesamtzahl der ventrikulären Extrasystolen (s. Tab. 20/1 u. Abb. 12/1 a u. b).

Tabelle 20/1

Einfluß **verschiedener Faktoren** auf die **Überlebenschancen** von Patienten mit schwerer **Herzinsuffizienz**

Variable	χ^2	p value
Ventricular extrasystoles	20.9	.00001
Exercise time	17.8	.0001
Mean arterial pressure	13.0	.001
Serum sodium concentration	12.1	.001
Plasma norepinephrine	12.0	.001
Amiodarone	9.9	.01
Plasma active renin concentration	9.6	.01
Fractional shortening	8.3	.01
Serum potassium concentration	7.6	.01

(aus *Dargie*[323])

Die Gesamtzahl der ventrikulären Extrasystolen korrelierte mit der Serumkonzentration von

Renin

Noradrenalin

Natrium und

Kalium

(Magnesium wurde nicht bestimmt)

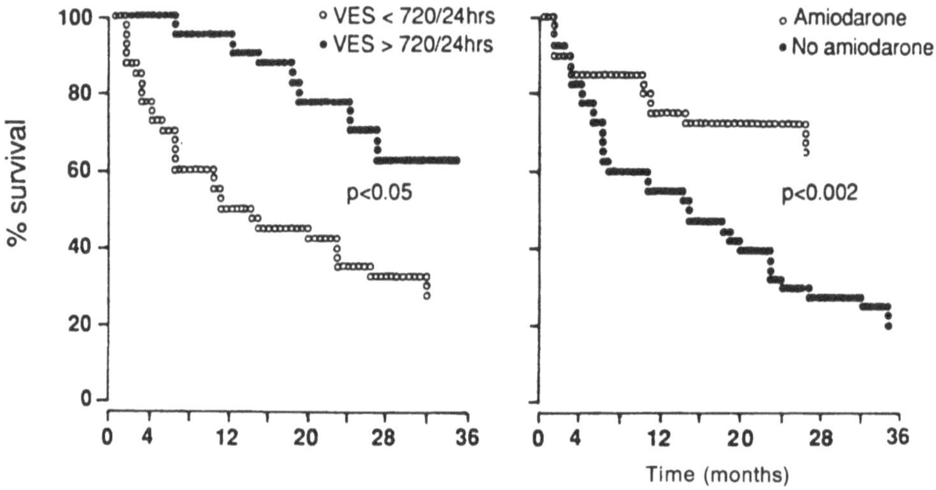

Kaplan-Meier analysis showing cumulative rates of survival in patients with congestive heart failure stratified according to presence of high-frequency ventricular ectopic activity (*left*) and amiodarone therapy (*right*). VES = ventricular extrasystoles.

Abb. 12/1a u. b
Einfluß der Zahl der ventrikulären **Extrasystolen** und der **Amiodaronbehandlung** auf die **Überlebenschancen** von Patienten mit schwerer **Herzinsuffizienz**
(aus *Dargie*[323])

Im Hinblick auf den Einfluß der Therapie fand sich

für **ACE-Hemmer**

- kein Einfluß auf die Gesamtzahl der Extrasystolen, was aber darauf zurückgeführt wurde, daß die Patienten mit den schlechtesten Ausgangsbedingungen mit ACE-Hemmern behandelt wurden.
- für **Amiodaron** (s. Abb. 12/1 b)
  ergab sich ein deutlicher Effekt auf die **Überlebenschancen** (auf die Besonderheiten, die bei der Behandlung mit dieser Substanz zu beachten sind, wurde an anderer Stelle ausführlich eingegangen[282b]).

Die Autoren der genannten Studie kommen zu dem Schluß, daß es sich bei diesen Rhythmusstörungen um ein „Multifaktorielles Geschehen" handelt. Weitere Untersuchungen dieser Art sind erforderlich. Nicht beachtet wurde u. a., daß „Kaliumsubstitution" bei Magnesiumverarmung ineffektiv ist. Zusätzliche Studien müssen auch zeigen, ob konsequente Elektrolyttherapie und evtl. der Versuch, die Membranelektrolytgradienten wiederherzustellen, eine Besserung der Prognose bringt.

Eine weitere neuere Arbeit[26c] gibt einen Überblick über **Häufigkeit und Bedeutung ventrikulärer Rhythmusstörungen und** deren therapeutische **Beeinflußbarkeit** bei Patienten mit **Herzinsuffizienz** im Vergleich zu solchen mit **Z. n. Herzinfarkt** (Tab. 20/2).

Tabelle 20/2

Vergleich der Rhythmusstörungen bei Patienten mit

Herzinsuffizienz und Z. n. (nach Bigger[26c])	**Herzinfarkt**		
Herzinsuffizienz	**Herzinfarkt**		
Patienten (n = 389)	Patienten (n = 867)		
Nichtanhaltende KT bei 50 % der Patienten	Nichtanhaltende KT bei 10 % der Patienten		
korrelierte in allen Studien mit der Gesamtletalität oder mit Plötzlichen Herztod, die ~ 3 × häufiger sind, als bei Patienten ohne KT	Pat. mit VES (> 10/min)	3–4fach höhere Letalität	16fach höhere Letalität
	Pat. mit EF < 40 %	3–4fach höhere Letalität	

Induzierbarkeit und therapeutische Beeinflußbarkeit

Herzinsuffizienzpatienten

haben im Vergleich zu Postinfarktpatienten
- häufiger nichtinduzierbare Tachykardien
- die Induzierbarkeit hat weniger prognostische Bedeutung
- die Induzierbarkeit läßt sich durch Antiarrhythmika seltener verhindern
- Antiarrhythmika
  - sind außerdem weniger effektiv in bezug auf Beseitigung der Extrasystolen,
  - Besserung der Prognose und
  - wirken häufiger proarrhythmogen, das gilt für Antiarrhythmika der
    - Klasse I,[26a] aber auch für manche repolarisationsverlängernden Antiarrhythmika
    - Amiodaron
      - ist nach den bisherigen Erfahrungen noch am ehesten wirksam

KT: Kammertachykardie

Als Resümee[26c,197c] ergibt sich, daß Rhythmusstörungen bei Patienten mit schwerer **Herzinsuffizienz** weit häufiger sind als bei Patienten mit Z. n. **Herzinfarkt**, daß die Aussagefähigkeit der programmierten Stimulation hier geringer ist und daß sich diese Rhythmusstörungen durch Antiarrhythmika – mit Ausnahme von Amiodaron – schlechter beeinflussen lassen.

Wirksamkeit der ACE-Hemmer

Nachdem in verschiedenen Studien eine Besserung von Rhythmusstörungen unter ACE-Hemmern beobachtet wurde, folgten einige systematische Untersuchungen zu dieser Frage:

Cleland[56b + c]

fand bei Patienten mit Herzinsuffizienz unterschiedlicher Ätiologie sowohl unter Captopril als auch unter Enalapril nach einigen Wochen

- eine Normalisierung der Hormonserumspiegel (s. Tab. 6, S. 21)
- einen Anstieg der Kaliumserumwerte bzw.
- eine Normalisierung des Kaliumgesamtkörperbestands und
- ▶ eine erhebliche Abnahme der Rhythmusstörungen.

Webster[307]

sah bei Patienten mit ventrikulären Rhythmusstörungen bei Herzinsuffizienz teilweise auf dem Boden einer ischämischen Herzerkrankung, teilweise bei idiopathischer Kardiomyopathie unter Enalapril (2 × 5 mg/Tag) über 12 Wochen im Vergleich zu Plazebo

- neben einer Besserung der hämodynamischen Parameter
- einen Anstieg des Kaliumserumwertes (s. Abb. 13) und
- einen geringen Abfall des Digoxinspiegels sowie
- ▶ eine Abnahme der Rhythmusstörungen (s. Tab. 21).

Die Untersuchung zeigt einen Rückgang der Rhythmusstörungen, die in der etwa gleichen Größenordnung liegt wie die, die unter Antiarrhythmika heute als „effektiv" angesehen wird.

Die Frage nach der Wirkung der **ACE-Hemmer** auf den plötzlichen Herztod ist aus diesen Studien nicht zu klären. Andere Untersuchungen (s. S. 33) haben allerdings gezeigt, daß unter dieser Therapie eher die **nicht plötzlichen Herztodesfälle** oder die **Gesamttodesfälle,** als die plötzlichen Herztodesfälle abnehmen.

Tabelle 21

Einfluß von Enalapril auf Rhythmusstörungen

– 12 Wochen nach Therapiebeginn mit 2 × 5 mg Enalapril im Vergleich zu Plazebo –

SES*	–75 %	(ns)
VES*	–80 %	(s)
Couplets**	–80 %	(s)
Kammertachykardien**	–90 %	(s)

* Schläge/24 Std.

** Episoden/24 Std.

(nach *Webster*[307])

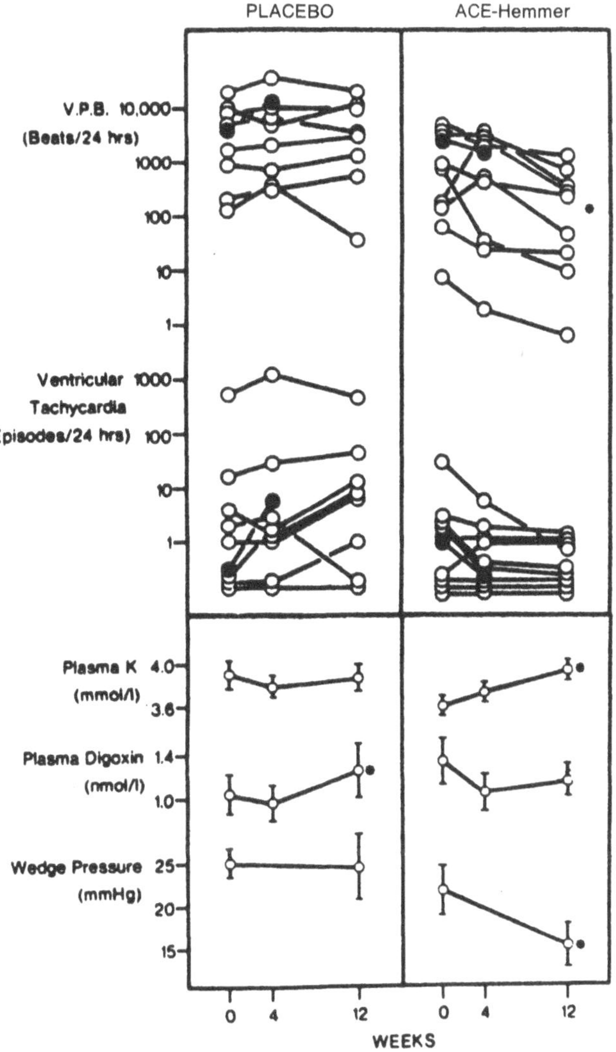

Ventricular premature beats (V.P.B.) and ventricular tachycardia are shown on a long scale for individual patients. Closed symbols represent those who completed only 4 of the 12-week study. Plasma biochemistry and mean pulmonary artery wedge pressures at rest are given as mean ± standard error of the mean. $p < 0.05$ comparing baseline and week 12 results within each group

Abb. 13
Einfluß von **ACE-Hemmern (Enalapril)** auf die Häufigkeit **ventrikulärer Rhythmusstörungen,** auf hämodynamische Parameter sowie Kaliumserumspiegel und Digoxinserumspiegel (aus *Webster* [307])

Wirksamkeit der Vasodilatatoren

Die Behandlung mit üblichen Vasodilatatoren hat – trotz Besserung der Hämodynamik – *keine* günstige Wirkung auf Rhythmusstörungen bei Patienten mit Herzinsuffizienz[145].

Die **Bedeutung der Rhythmusstörungen im Rahmen der Herzinsuffizienz, ihre Ursachen** und die **klinischen Konsequenzen** daraus wurden in letzter Zeit wiederholt diskutiert, insbesondere von seiten der amerikanischen Kardiologen, von denen die großen oben besprochenen Studien über die Herzinsuffizienz durchgeführt oder koordiniert wurden[115b, 145, 220i+l, 307].

Zum **Entstehungsmechanismus** wird allgemein angenommen, daß die **erhöhten Serumspiegel** von Adrenalin und Noradrenalin sowie Angiotensin und Aldosteron und die daraus **resultierenden Elektrolytverschiebungen** im Sinne von Kalium- und Magnesiumverlusten und -verschiebungen, begleitet von gleichsinnigen Elektrolytverlusten durch **Diuretika**behandlung und die dadurch bedingte erhöhte Glykosidempfindlichkeit, die ausschlaggebende Rolle spielen (s. Tab. 22)[26c, 220i, y, 323].

Tabelle 22

Die wichtigsten **Faktoren**, die als Ursache der Rhythmusstörungen bei Patienten mit Herzinsuffizienz angesehen werden (aus *Packer*[220i])
strukturelle Veränderungen
hämodynamische Faktoren
Elektrolytverarmung
Kalium
Magnesium
neuro-hormonale Mechanismen
Sympathisches Nervensystem
Renin-Angiotensin-Aldosteronsystem
Therapiemaßnahmen
positivinotrope Substanzen
Diuretika
? direktangreifende Vasodilatatoren

Diese manchem zunächst etwas verblüffend erscheinenden Annahmen werden indirekt durch die Ergebnisse verschiedener klinischer **Interventionsstudien** (s. S. 60) gestützt. Darüber hinaus werden die Zusammenhänge jedoch auch durch neuere klinische[282e] und experimentelle Daten zum Thema Rhythmusstörungen klar:

Erhöhte Serumspiegel von Katecholaminen, Angiotensin II und Aldosteron und **erniedrigte Kalium- und Magnesiumspiegel** sind die inzwischen **nachgewiesenen,** fast obligaten **Begleitumstände** der schweren Herzinsuffizienz (s. Tab. 6).

Auf die **arrhythmogene Wirkung** der **Katecholamine** soll nicht noch mal näher eingegangen werden. Ihre Rolle bei der Auslösung von Rhythmusstörungen bis hin zum **Kammerflimmern** vom Typ **Torsade de pointes**[282e] und **andere sekundäre Rhythmusstörungen**[282f] ist eindeutig nachgewiesen.

Das gilt ebenso für die *experimentelle Kardiologie,* wo **Katecholamine** besonders bei **Kammerflimmern beim Infarkt** (s. Abb. 132–140 in *Späth*)[282e] **und Reperfusionsarrhythmien** (s. Abb. 139–140)[282e] eine Rolle spielen, als auch für die Klinik, wo sie ebenso für die Auslösung von **Rhythmusstörungen bei Infarkt** (s. Abb. 143–150)[282e], wie für die zahlreichen **anderen Rhythmusstörungen** (s. Tab. 4 in *Späth*)[282e], wie z. B. belastungsinduzierte Torsaden verantwortlich sind. Auch **Vasopressin** gehört zu den Substanzen, unter denen Torsaden (s. Abb. 124)[282e] gesehen wurden.

Das gleiche gilt für die **arrhythmogene Wirkung** von **Kalium- und Magnesiummangel** (s. Abb. 41–46 und 47–64)[282e]. Sekundäre Rhythmusstörungen sind auch hier die gängige Komplikation, von denen wiederum **Kammerflimmern vom Typ Torsade de pointes** die bedeutendste ist. Auch diese Phänomene wurden an anderer Stelle dargestellt[282e, f].

Weniger beachtet wurde bisher die diesbezügliche Rolle von **Aldosteron** und **Angiotensin II** und die eventuelle Bedeutung von Bradykininentzug.

Die arrhythmogene Wirkung des **Aldosterons** ist im Grunde schon seit 1962 bekannt[14], geriet später aber wieder in Vergessenheit. Dazu zeigt die Abb. 14, daß Aldosteron beim Hund mit 5 Tage zurückliegendem Infarkt eine **arrhythmogene Wirkung** hat, die **der des Adrenalins vergleichbar** ist, aber wesentlich länger anhält. Der Effekt setzt wenige Minuten nach der Applikation ein und ist daher nicht auf sekundäre Mechanismen, wie z. B. vermehrte renale Kalium- und Magnesiumausscheidung, zurückzuführen, sondern auf direkte Effekte am Herzen – wahrscheinlich auf einer Beeinflussung der Zellmembran und der intrazellulären Ionen.

Mittlerweile kommt man durch neueste Untersuchungen[185] auch der diesbezüglichen Rolle des Angiotensins II und der Bradykinine auf die Spur:

The percentage ectopic activity induced by different doses of dl-aldosterone, compared with 20 µg/kg of adrenaline on the 5th day of myocardial infarction

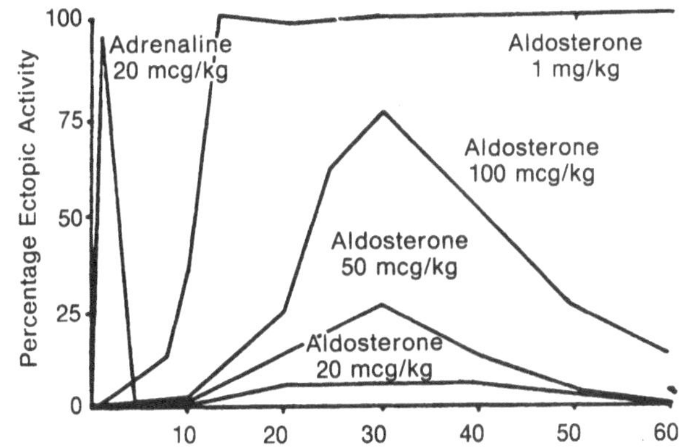

Abb. 14

Arrhythmogene Sofortwirkung von **Aldosteron**

Aldosteron provoziert in experimentellen Untersuchungen (Hund mit 5 Tage altem Infarkt) dosisabhängig Rhythmusstörungen.

Die Abbildung zeigt, daß die Wirkung im Vergleich zu Adrenalin etwas später auftritt und länger anhält.

Die Wirkung beruht auf direkten Effekten am Herzen (s. Text)

(aus *Arora* [14])

Angiotensin II provoziert – neben einer Verschlechterung der Koronardurchblutung und der myokardialen Stoffwechselsituation – Rhythmusstörungen bzw. begünstigt das ominöse **„Reperfusionsflimmern“** (s. Tab. 23).

Hingegen entfaltet **Bradykinin** diesbezüglich protektive Effekte (s. Tab. 23).

In diesem Zusammenhang sind die Ergebnisse weiterer Studien von Bedeutung, die zeigen, daß **ACE-Hemmer** – ebenso wie übrigens auch **Magnesium**[185, 282e] – experimentell verschiedene Rhythmusstörungen unterdrücken, so unter anderem auch **Reperfusionsarrhythmien**[122a+b, 185], aber auch manche **„monomorphen Kammertachykardien“** bei überstandenem Infarkt[160] (s. Tab. 23, Abb. 15). Die kardiale Wirkung der ACE-Hemmer scheint mehr auf einer lokalen Hemmung

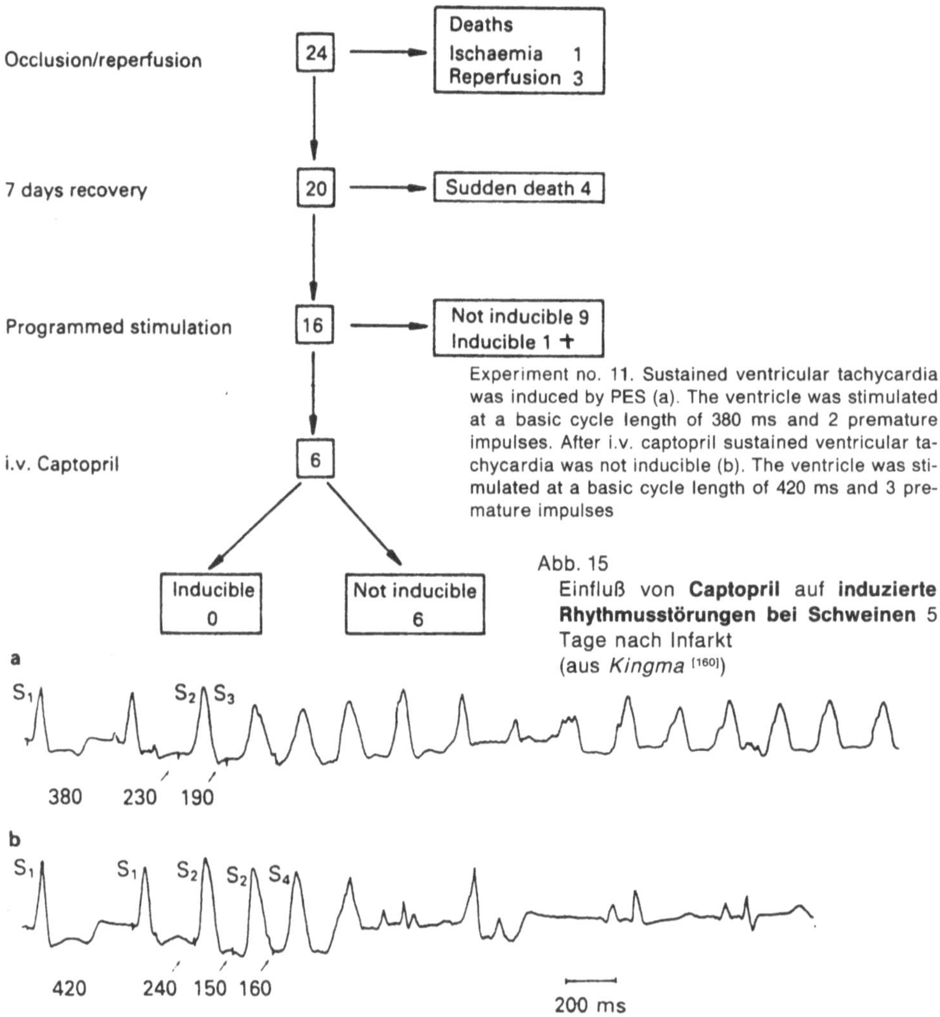

Experiment no. 11. Sustained ventricular tachycardia was induced by PES (a). The ventricle was stimulated at a basic cycle length of 380 ms and 2 premature impulses. After i.v. captopril sustained ventricular tachycardia was not inducible (b). The ventricle was stimulated at a basic cycle length of 420 ms and 3 premature impulses

Abb. 15
Einfluß von **Captopril** auf **induzierte Rhythmusstörungen bei Schweinen** 5 Tage nach Infarkt
(aus *Kingma* [160])

Tabelle 23

Experimentell nachgewiesene **Wirkungen des RAAS am Herzen**

Angiotensin II	**Bradykinin**	**ACE-Hemmer**
→ Hormonkaskade s. Schema ⁎,I → begünstigt lokale Freisetzung von **Adrenalin** und **Noradrenalin** }*	Polypeptid mit vasodilatatierender Wirkung	verhindern lokale Angiotensin-II-Entstehung bewirken lokale Bradykininkonservierung
→ **kardiotoxische Wirkung**	● **kardioprotektive Wirkung** [185]	● **kardioprotektive Wirkung**
▶ Verminderung der **Koronardurchblutung** [106, 185] ▶ Verschlechterung der **Energiebilanz** [185] ▶ Begünstigung von **Rhythmusstörungen** [185] z. B. ● **Reperfusionsflimmern** (samt Noradrenalin-over-flow) [185]	● verbessert **Koronardurchblutung** ● verbessert **Energiebilanzen** ● verhindert **Rhythmusstörungen** ● z. B. Reperfusionsflimmern [185]	● verbessern **Koronardurchblutung** [102, 106, 185, 200a] ● verbessern **Energiebilanz** [185] ● verhindern **Rhythmusstörungen z. B.** ● **Reperfusionsarrhythmien** Captopril [122a] Ramipril [185] Enalapril [101] (samt **Noradrenalin**-over-flow) [185] ● Occlusionsarrhythmien [185] ● Digitalisbedingte Rhythmusstörungen [185, 321] ● Reentry-Tachykardien [160]
▶ Provokation von multifokalen **Myokardnekrosen** [119, 169, 200a]	● vermindert **Fermentanstieg bei Infarkt** [185]	● vermindern **Fermentanstieg bei Infarkt** [185]
Aldosteron provoziert → **Rhythmusstörungen** [14] (s. Abb. 14) → Kammerflimmern		

* Bedeutung s. S. ⁎,I u. S. 56

des Konversionsenzyms als auf systemischen Effekten zu beruhen[152, 185]. Direkte Effekte der ACE-Hemmer an der Zellmembran sind auch an anderen Zellen, so zum Beispiel an Erythrozyten und Lymphozyten nachgewiesen[216] (s. a. S. ✱, I u. ✱, II).

Die allgemein vorherrschende Meinung, daß **Katecholamine** bei der Entstehung der Rhythmusstörungen und des plötzlichen Herztodes nicht nur bei Patienten mit Infarkt, sondern auch bei solchen mit Herzinsuffizienz eine entscheidende Rolle spielen, wird durch Ergebnisse verschiedener weiterer **Interventionsstudien** gestützt.

So zeigte die „Betablocker Heart Attack Trial (BHAT)-Studie"[117a], daß **β-Rezeptoren-Blocker** die Letalität von Infarktpatienten gerade für die Gruppe erheblich (− 47 %) senken, die beim Auftreten des Infarkts eine Herzinsuffizienz hatten, während der Effekt bei den übrigen Patienten (− 12 %) weniger stark ausgeprägt war[117a, 220i].

Art der Arrhythmie	Anzahl vor Therapiebeginn	Anzahl nach 50 Tagen Therapie
Couplets	593	320
Salven	374	113
Bigeminus	445	184
Trigeminus	79	24
Quadrigeminus	29	19

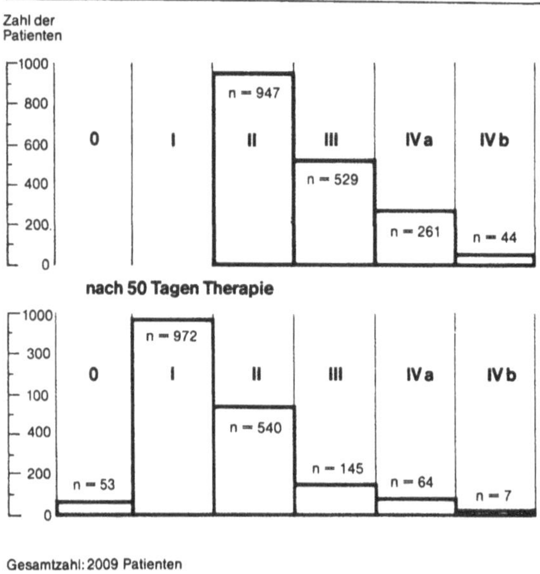

Einteilung der Herzrhythmusstörungen nach Lown-Klassen vor und nach 50tägiger Behandlung mit Tromcardin FORTE

Abb. 16
Einfluß der **Kalium-Magnesium-Behandlung** auf **Rhythmusstörungen** verschiedener Lown-Klassen bei Patienten mit Hypertonie und Herzinsuffizienz unter Behandlung mit Digitalis und Diuretika.
(aus *Ziskoven* [320])

Ähnliche Schlüsse ergeben sich aus Untersuchungen, in denen versucht wurde, den Krankheitsverlauf von Patienten mit schwerer Herzinsuffizienz durch **positiv inotrope Substanzen** zu beeinflussen: Trotz Besserung der hämodynamischen Situation kommt es – über eine Zunahme der intrazellulären Calciumkonzentration, die heute als gemeinsame Endstrecke vieler zu Kammerflimmern führender Ursachen gilt[58, 213a] – zur Provokation von Rhythmusstörungen[205a] bis hin zum therapieresistenten Kammerflimmern. Diese Beobachtungen stehen in Einklang mit den Ergebnissen großer Studien[200i, 220g], nach denen verschiedene positiv inotrope Substanzen die Häufigkeit plötzlicher Herztodesfälle erhöht.

In diesem Zusammenhang sind auch die Ergebnisse der ersten inzwischen durchgeführten Studien über die **Intervention** mit **Elektrolyten** interessant. Diese Untersuchung basiert auf den Daten einer offenen ambulanten Untersuchung, in der zur Beurteilung der Rhythmusstörungen „Rhythmusstreifen" statt Bandspeicher-EKGs verwendet wurden. Ergänzende Untersuchungen sind deshalb sicher erforderlich. Einstweilen verdienen die vorhandenen Befunde aber doch Beachtung: In einer solchen Untersuchung zeigte *Ziskoven*[320], daß bei Patienten mit **Hypertonie und Herzinsuffizienz unter Behandlung mit Digitalis und Diuretika** die Zugabe von Kalium und Magnesium (je 8 mval/Tag) im Laufe von einigen Monaten in

~ 70 % der Fälle zu einer
Rückbildung der Rhythmusstörungen führt (s. Abb. 16)

Von klinischer Bedeutung war auch die Feststellung, daß die zusätzliche Elektrolytgabe in

~ 70 % der Fälle zu einer
Rückbildung
der Herzinsuffizienz mit einer Verminderung der NYHA-Klasse führte (Abb. 17)

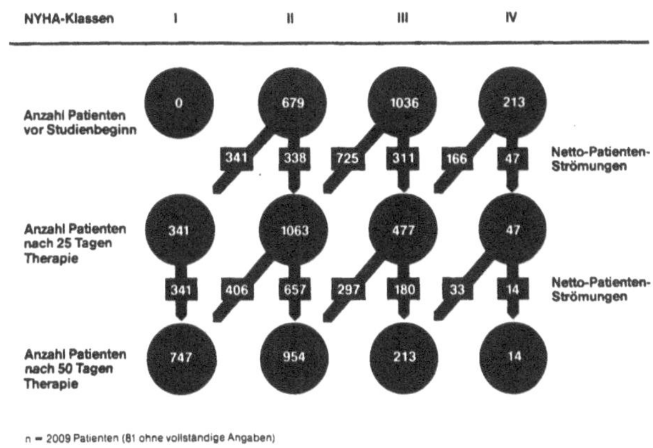

Einteilung der Patienten nach NYHA-Klassen und ihre Veränderung innerhalb einer 50tägigen Therapie mit Tromcardin FORTE

Abb. 17
Einfluß der **Kalium-Magnesium-Behandlung** auf den **Schweregrad der Herzinsuffizienz** nach NYHA-Klassen bei Patienten mit Hypertonie und Herzinsuffizienz unter Behandlung mit Digitalis und Diuretika
(aus *Ziskoven* [320])

Hinzu kommt, daß die Elektrolyttherapie auch eine deutliche Besserung der **Blutdruckwerte** bewirkte (Abb. 18).

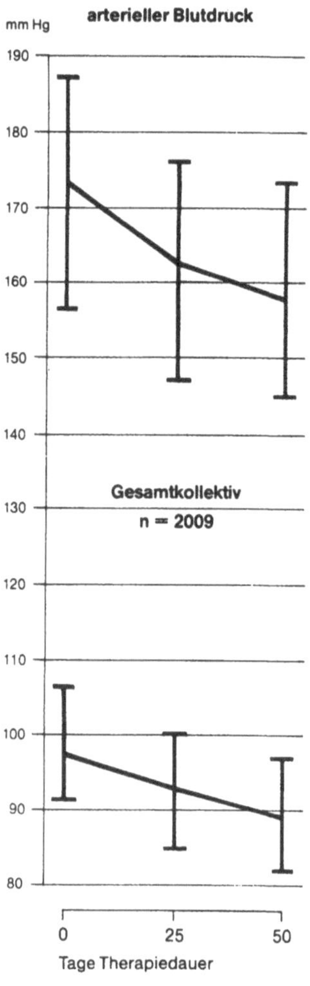

Senkung der diastolischen und systolischen Blutdruckwerte nach 25- und 50tägiger Elektrolyttherapie (Mittelwerte ± Standardabweichung)

Abb. 18
Einfluß der **Kalium-Magnesium-Behandlung** auf den **Blutdruck** bei Patienten mit Hypertonie und Herzinsuffizienz unter Behandlung mit Digitalis und Diuretika (aus *Ziskoven* [320])

So ausführlich die Frage nach der **Häufigkeit** von Rhythmusstörungen bei Herzinsuffizienz untersucht ist, so lückenhaft sind unsere derzeitigen Kenntnisse über die **Art dieser Rhythmusstörungen,** sowie deren genaueren **Entstehungsmechanismus** und die **therapeutische Beeinflußbarkeit der einzelnen Untergruppen.**

Die meisten Studien drehten sich um die Frage nach statistischen Zusammenhängen zwischen den klassischen Typen ventrikulärer Rhythmusstörungen und den **Überlebensaussichten** (s. Tab. 20, S. 51), auf die oben schon eingegangen wurde.

Tabelle 24

Häufigkeit verschiedener **Rhythmusstörungen** bei Patienten mit **Herzinsuffizienz** (nach *Huang*[148])

supraventrikuläre Rhythmusstörungen	bei	
SES	54 %	aller Patienten
Vorhofflimmern	20 %	
„supraventrikuläre Tachykardien"	25 %	
ventrikuläre Rhythmusstörungen		
VES (> 30/Std.)	83 %	
einfache VES (Lown II)	7 %	
komplexe VES (Lown III, IV und V)	93 %	
Kammertachykardie	60 %	

Untersuchungen, in denen auch die Frage nach gleichzeitigen **supraventrikulären Rhythmusstörungen** gestellt wurde, zeigen, daß bei den meisten Patienten neben ventrikulären Rhythmusstörungen gleichzeitig auch supraventrikuläre vorkommen (s. Tab. 20, S. 50 u. 24).

Die Genese der **supraventrikulären** Rhythmusstörungen in diesem Zusammenhang ist kaum untersucht, Vorhofüberdehnung bei Herzinsuffizienz ist wahrscheinlich *eine* Ursache dieser Komplikation.

Aber selbst für die **ventrikulären** Rhythmusstörungen bleiben noch viele Fragen zu klären. In den *großen Studien* wurden keine EKG-Abbildungen veröffentlicht, keine subtile Einteilung in bezug auf die verschiedenen Extrasystolentypen vorgenommen, wie man sie z. B. zur Abgrenzung von Torsaden braucht. Auch QT-Zeiten wurden nicht gemessen, und selbst Unterscheidungen zwischen monomorphen und polymorphen Kammertachykardien häufig nicht durchgeführt. Die Klärung dieser Fragen dürfte eines der Themen der nächsten Jahre sein.

Einige interessante Fakten sind jedoch aus *sporadischen Mitteilungen verschiedenster Literaturstellen* bekannt. So weisen mindestens die Abbildungen aus **Bandspeicheruntersuchungen bei Patienten mit plötzlichem Herztod im Rahmen einer chronischen Herzinsuffizienz**[141, 203, 225, 282e] (s. *Abb. 167 in Späth*[282e]) darauf hin, daß Torsaden – meist im Anschluß an vorausgehende **Extrasystolen vom Faszikeltyp**[282e] (S. 64) oder spezielle **polymorphe Extrasystolen**[282e] (S. 66) eine der wesentlichen Todesursachen sind.

Die klinische Bedeutung dieser Rhythmusstörungen sowie spezielle, sie auslösende **Ursachen** (s. Tab. 25), ihre hartnäckige **Therapieresistenz gegenüber konventionellen Antiarrhythmika** und ihre **Sensibilität gegenüber Elektrolyten** ist inzwischen recht genau nachgewiesen.

Wegen der besonderen klinischen Konsequenzen seien die **wichtigsten Formen** im folgenden kurz aufgeführt:

Faszikel-Extrasystolen (*s. S. 219 f.*)[282e]

– ein sonst relativ seltenes Phänomen – sind einer der Prototypen solcher sekundärer Rhythmusstörungen (s. S. *)[282f], die durch ihre Resistenz gegenüber allen Antiarrhythmika gekennzeichnet sind.

Die Abb. 19 zeigt eine solche Rhythmusstörung bei einem herzgesunden Alkoholiker, **allein durch Magnesiummangel** hervorgerufen, und durch Magnesiumsubstitution zu unterdrücken.

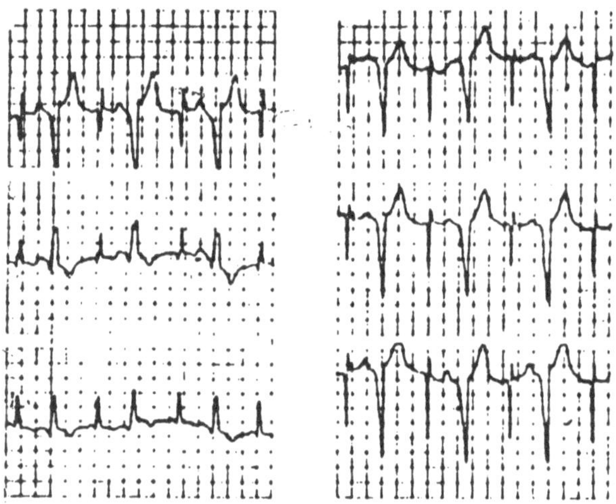

Abb. 19
Faszikel-ES als Vorläufer von **Kammerflimmern** (nicht abgebildet) bei einem Alkoholiker mit Magnesiummangel durch Magnesium prompt zu beseitigen (aus *Chapman* [51])

Die Abb. 20 demonstriert die gleiche Rhythmusstörung von einem Patienten mit **Hypertonie,** aufgetreten unter Therapie mit **nicht Kalium-Magnesiumsparenden Diuretika** und durch Kombination mit Kalium-Magnesiumsparenden Substanzen zu verhindern.

Die Abb. 21 zeigt solche Faszikel-Extrasystolen bei einem Patienten mit **Herzinsuffizienz unter Digitalistherapie.** Zusätzliche Digitalisdosen führen prompt zu einer Zunahme der Rhythmusstörung, die unter Magnesiumtherapie wieder unterdrückbar ist.

Faszikel-Extrasystolen sind ein typischer Vorläufer von Torsaden *(s. S. 219 f)*[282e].

Polymorphe ventrikuläre Extrasystolen

– im Sinne der Definition von *S. 220 f.*[282e] – sind ein weiteres typisches Phänomen bei Patienten mit **Herzinsuffizienz,** die durch Therapieresistenz gegenüber

A.J. Date	Medications	K mEq/L	Premature ventricular contractions
5-17-82	HCTZ 50 mg	3.0	9.5 multifocal
5-25-82	Amiloride 5 mg	3.6	4.8 multifocal
6-7-82	HCTZ 50 mg & Amiloride 5 mg	3.9	4.1 multifocal

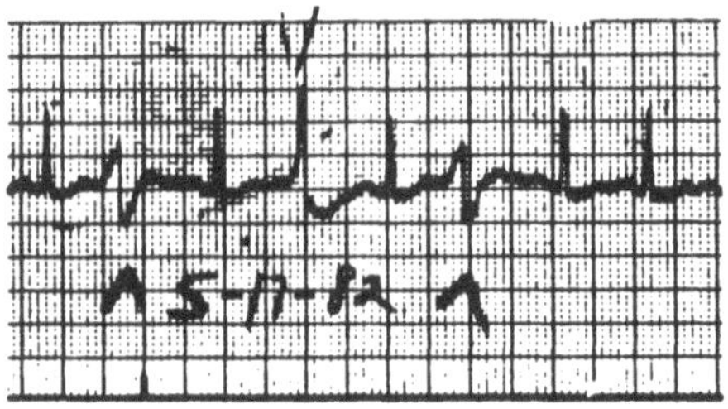

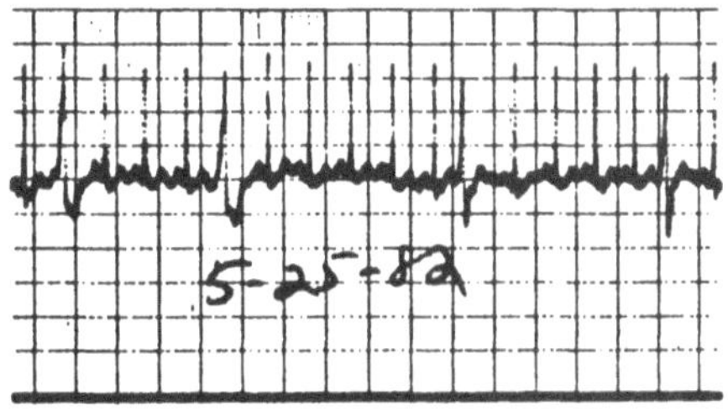

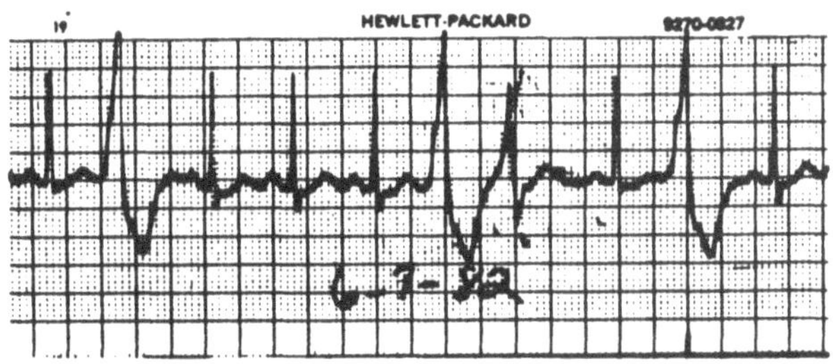

Abb. 20
Faszikel-ES und polymorphe VES bei einem Hypertoniker unter Therapie mit nicht **Kalium-Magnesium**-sparenden Diuretika, durch Umsetzen auf kombinierte Diuretika zu beseitigen
(aus *Hollifield* [143a])

Changes in serum potassium and paroxysmal ventricular contraction in a single patient who was incompletely responsive to amiloride alone

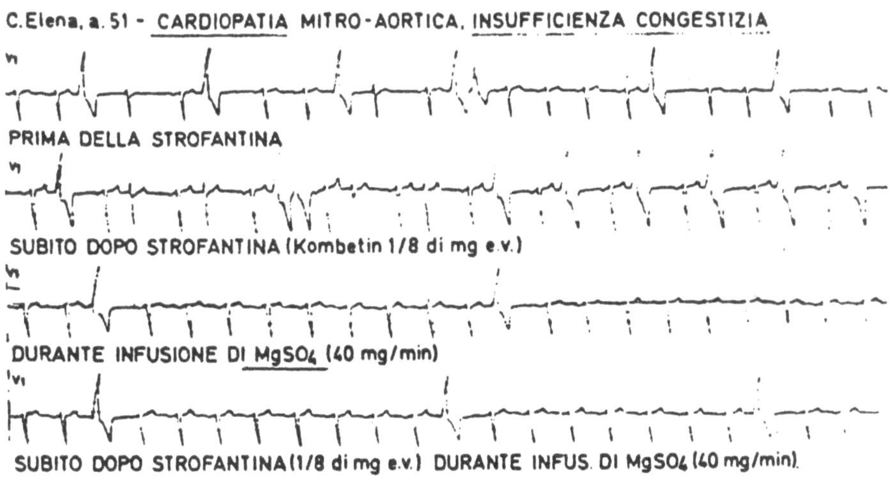

C. Elena, a. 51. – Cardiopatia mitro-aortica di origine reumatica. Extrasistolia ventricolare, accentuata dopo strofantina

Abb. 21
Faszikel-ES bei Patienten mit Herzinsuffizienz unter **Digitalis**behandlung, die nach zusätzlichen Digitalisdosen zunehmen (Streifen b) und unter **Magnesium**infusion ein zunehmend längeres Kupplungsintervall zeigen und schließlich verschwinden
(aus *Condorelli* [64])

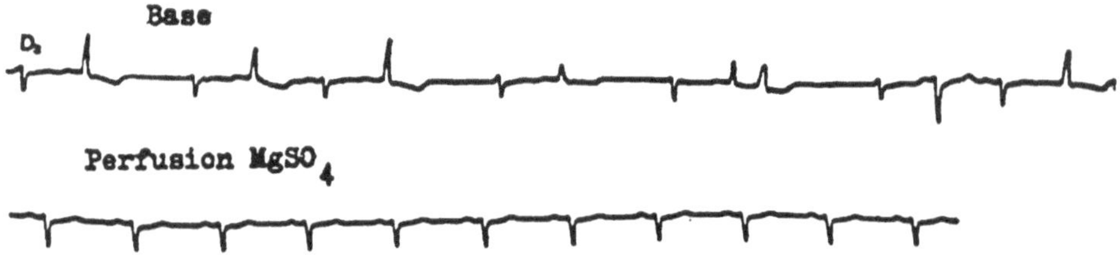

L. M. Cardiopathie sclérotique. Effets de la perfusion de $MgSO_4$ sur l'extrasystolie ventriculaire polymorphe

Abb. 22
Polymorphe VES bei einem digitalisierten Patienten mit Herzinsuffizienz durch **Magnesium** prompt zu beseitigen
(aus *Critelli* [72b])

Antiarrhythmika und promptes Ansprechen auf Magnesium gekennzeichnet sind (s. Abb. 22).

Auch diese Rhythmusstörung ist ein **typischer Vorläufer von Torsaden** und gehört in den Formenkreis sekundärer Rhythmusstörungen.

Torsade de pointes oder das „andere Kammerflimmern" (Tab. 25)

Diese Rhythmusstörung wurde kürzlich als **Ursache des plötzlichen Herztodes** unter verschiedenen Umständen so – wie schon erwähnt – bei Patienten mit schwerer Herzinsuffizienz (s. Abb. 23 und 24) beschrieben.

Sie ist die **letztlich letale Eskalationsstufe** zahlreicher sekundärer Rhythmusstörungen, ausgelöst durch die verschiedensten Ursachen, von denen **Kalium-** und **Magnesiummangel, Digitalisglykoside** und **Koronarspasmen** bei Patienten mit Herzinsuffizienz und koronarer Herzkrankheit wohl die bedeutendsten sind. Die **Therapieresistenz** dieser Rhythmusstörungen **gegenüber allen Antiarrhythmika** ist bekannt, ebenso die gute **Beeinflußbarkeit durch Magnesium,** wie aus den folgenden Beispielen von Torsaden, die eine (Abb. 25) bei einem **Hypertoniker,** die andere bei einem Patienten mit **Herzinsuffizienz** (Abb. 26) zu ersehen ist.

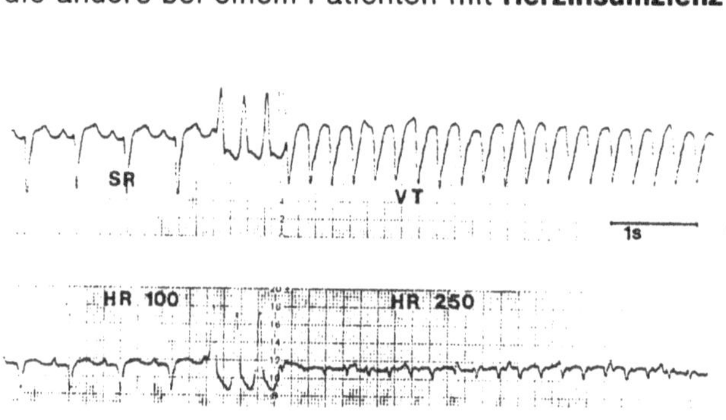

Abb. 23
Torsade de pointes als Ursache des **plötzlichen Herztodes** bei einem Patienten mit Herzinsuffizienz bei **dilatativer Kardiomyopathie**
(aus *Hofmann* [*41])

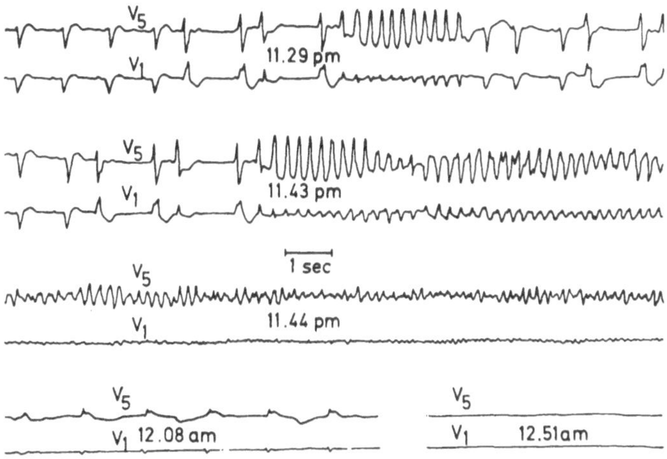

Abb. 24
Torsade de pointes mit Übergang in Kammerflimmern, als Ursache des **plötzlichen Herztodes** bei einem Patienten mit **Herzinsuffizienz** und dilatativer Kardiomyopathie
(aus *Hofmann* [141] und *Meinertz* [203])

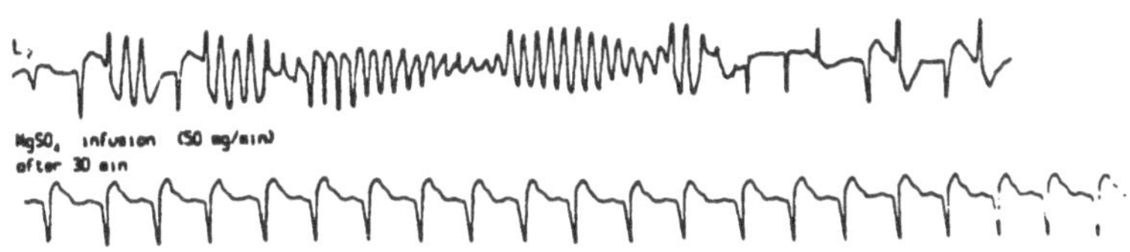

Abb. 25
Torsade de pointes bei einem **Hypertoniker** unter diuretischer Therapie durch **Magnesium** prompt zu beseitigen
(aus *Perticone* [225])

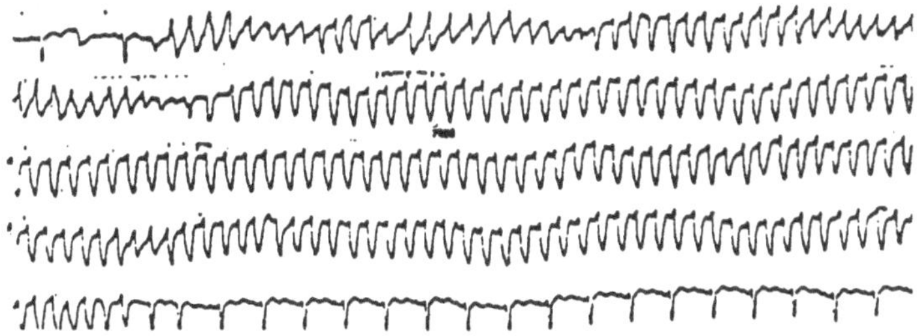

Abb. 26
Torsade de pointes bei einem Patienten mit **Herzinsuffizienz** durch **Magnesium** prompt zu beseitigen
(aus *Condorelli* [64])

Tabelle 25

Formen und Ursachen der Torsade de pointes
(Auszug aus Tab. 4 in *Späth*[282e])

Elektrolytstörungen		
Hypokaliämie	•	(Abb. 41–46) (Tab. 5, 6, 7)
Magnesiummangel	•	(Abb. 47–67) (Tab. 5, 6, 7)
Diuretika als alleinige auslösende Ursache[8, 50a, 175, 201, 267, 290]	•	(Abb. 48)
Conn-Syndrom		(Abb. 22)
Katecholamine und sympathikotone Effekte		(Abb. 68–74) (Tab. 8)
Adrenalin		(Abb. 182)
β_2-Sympathikomimetika		(Abb. 18)
Phosphodiesterasehemmer		(Abb. 72, 123)
Situationen mit erhöhtem Katecholaminspiegel		(Abb. 68)
Herzinsuffizienz	•	(Abb. 167)
Herzinfarkt	•	(Abb. 141–150 u. 163)
Angina pectoris und koronare Herzkrankheit	•	(S. 152–160)
Mitralklappenprolapssyndrom		(Abb. 171)
Alkoholentzugsdelir		(Abb. 41, 42, 47, 211)
Anästhesie		(Abb. 69–72)
einschließlich		
Halothan		
Succinylcholin		(Abb. 70)
Herzchirurgie		
Hypothermie	•	(Abb. 73 u. 171/1)
Phäochromozytom	•	
Tetanus		
Clonidinentzugs-Syndrom		(Abb. 75)
Vagusentzugssyndrom beim Infarkt durch		
Atropin		(Abb. 165–166)
Buthylscopolamin		
Medikamentös induzierte Formen		
Antiarrhythmika	•	(Abb. 77–92)
Koronartherapeutika – Calciumantagonisten – „durchblutungsfördernde" Medikamente		(Abb. 93–101)
Digitalisglykoside		(Abb. 102–107)
Psychopharmaka		(Abb. 108–116)
Sonstige Medikamente		
Chloralhydrat		(Abb. 117)
Antibiotika		(Abb. 125)
Verschiedenes		
Röntgenkontrastmittel		(Abb. 126)

Tabelle 25 (Fortsetzung)

Bradykardie-induzierte Formen		(Abb. 127–128)
Stimulus-induzierte Formen		(Abb. 129–131)
Koronare Herzkrankheit		(Abb. 111–166)
Akuter Infarkt		
frühes Kammerflimmern		
experimentell		(Abb. 132–140)
prähospitale Phase		(Abb. 141–145)
klinische Phase		(Abb. 146–150)
Z. n. Infarkt		(Abb. 163)
Akute Ischämie		(Abb. 151)
Angina pectoris		
besonders Variantform		(Abb. 152–161)
Koronarspasmen		
Herzwandaneurysma		
Akutstadium		
später		
Sonstige organische Herzkrankheiten		
Herzinsuffizienz		(Abb. 167)
Kardiomyopathien		
hypertrophe		(Abb. 168)
dilatative		(Abb. 169–170)
Mitralklappenprolapssyndrom		(Abb. 171)
mit langer QT-Zeit		
„Myokarditis"		(Abb. 172–173)
Muskelerkrankungen		
WPW-Syndrom		(Abb. 174–176)
rechtsventrikuläre Dysplasie		(Abb. 177)
Langes QT-Syndrom		(Abb. 178–196)
Belastungsinduzierte Formen		(Abb. 197–202)
Zentralnervensystem		(Abb. 203–210)
Alkoholentzugssyndrom	•	(Abb. 211)
Mangelernährung und Abmagerungskuren		(Abb. 212–214)
Vergiftungen		
Phosphorsäureester-Vergiftung		(Abb. 167–171)
Medikamente		
„Arrhythmiemodelle"		(s. S. 198 f.)
QT-Verlängerung bei Hypothermie	•	(Abb. 80 u. 219/1)
QT-Verlängerung bei Hypothyreose	•	

• Erfahrungen mit Magnesium bei dieser Indikation liegen vor

Sonstige sekundäre Rhythmusstörungen

Neben den oben genannten sekundären Rhythmusstörungen gibt es eine Reihe weiterer, relativ seltener ventrikulärer Rhythmusstörungen aus dem sekundären Formenkreis, die ebenfalls bei Patienten mit Herzinsuffizienz beschrieben wurden. Dazu gehören

bestimmte **Vorhofrhythmusstörungen** (s. S. *)[282f]
die **nicht paroxysmale junktionale Tachykardie** (s. S. *)[282f]
die **bidirektionale Kammertachykardie** (s. S. *)[282f]
die **eskalierende Tachykardie** (s. S. *)[282f].

Auch für diese Rhythmusstörungen ist nachgewiesen, daß sie antiarrhythmikaresistent und magnesiumsensibel sind (s. S. *)[282f].

Zusammenfassend

bleibt noch manches zu klären in bezug auf die Bedeutung von Rhythmusstörungen im Rahmen der Herzinsuffizienz.

Nach all den vorliegenden Daten kann aber kein Zweifel daran bestehen, daß
sekundäre Rhythmusstörungen
- provoziert durch Elektrolytverschiebungen und Hormonentgleisungen sowie Digitalisglykoside
  - unterdrückbar durch
    - Magnesium oder
    - alle Maßnahmen, die zur Normalisierung intrazellulärer Elektrolyte führen, wie
      - ACE-Hemmer und
      - Kalium-Magnesium-sparende Diuretika

eine wesentliche Rolle spielen.

Diese Rhythmusstörungen sind ein interessantes und wegen der therapeutischen Konsequenzen wesentliches Kapitel (s. S. *) und beruhen nach neueren Untersuchungen auf **Nachdepolarisationen.** Ihre klinische Bedeutung liegt – wie schon erwähnt – in ihrer Resistenz gegenüber Antiarrhythmika.

Darüber sollte man jedoch nicht vergessen, daß Patienten mit Herzinsuffizienz häufig Grundkrankheiten haben, die zu
„normalen Rhythmusstörungen"
auf dem Boden von **Reentry-Mechanismen** führen, und die auf
- Antiarrhythmikatherapie normalerweise ansprechen.

Wahrscheinlich liegt die Erklärung für die oben angeführten diskrepanten Erfahrungen und die **„Unberechenbarkeit dieser Rhythmusstörungen"** darin, daß bei Patienten mit Herzinsuffizienz sowohl die eine als auch die anderen Formen vorliegen können.

Klinisch wichtig ist, diese verschiedenen Möglichkeiten zu kennen und **sekundäre Rhythmusstörungen auszuschließen, ehe man mit einer antiarrhythmischen Behandlung beginnt,** die diese sekundären Rhythmusstörungen nur verschlimmert.

Therapie (Tab. 26–32; Abb. 27–31)

Die oben angeführten neuen Gesichtspunkte über die Pathophysiologie der Herzinsuffizienz und den Einfluß verschiedener Maßnahmen auf diese Vorgänge waren Anlaß, die Behandlungsmaßnahmen der Herzinsuffizienz **neu zu überdenken.** Dies gilt vor allem auch unter dem Aspekt, inwieweit sich nicht nur Symptome beseitigen lassen, sondern auch die **Langzeitprognose** zu verbessern ist.

Zu allen alten und neuen **Therapieprinzipien** – Basismaßnahmen (S. 110), Diuretika (S. 79), Digitalisglykoside (S. 74) und sonstige positiv inotrop wirksame Substanzen (S. 81), Vasodilatatoren (S. 88), ACE-Hemmer (S. 93) – gab es neue Erkenntnisse.

Das Kapitel über die Therapie ist in **3 Abschnitte** gegliedert. Im ersten Teil werden die wichtigsten aktuellen Aspekte zu diesen verschiedenen **Behandlungsmaßnahmen** kurz erläutert, ohne dabei allerdings altbekannte Daten über gängige Therapieformen neu aufzuwärmen. Im zweiten Teil wird kurz die **Behandlungsstrategie** in den verschiedenen Stadien der Herzinsuffizienz besprochen. Im dritten Teil geht es um die wichtigsten neueren Gesichtspunkte bei der praktischen **Durchführung** der Behandlung.

Behandlungsmaßnahmen

Diuretika [22b, 150c, 162, 175, 220l]

Diuretika sind das einzige Therapieprinzip bei hydropischer Herzinsuffizienz, dessen Bedeutung im Rahmen der Diskussionen in den letzten Jahren kaum in Frage gestellt wurde.

Ihre Indikation im **Stadium III und IV** ist unbestritten. Im **Stadium II** sind sie nach Ansicht vieler Kollegen als Monotherapie indiziert. Für **Stadium I bei Z. n. Herzinfarkt** liegen die ersten negativen Behandlungsergebnisse vor (s. S. 50).

Die große Beliebtheit der Diuretika beruht auf ihrer augenscheinlichen Wirkung im Sinne einer momentanen Besserung der klinischen Symptome, die vielfach ausgeprägter ist als die bei anderen Wirkprinzipien.

Dennoch sind die kritischen Einwände der Experten nicht zu überhören, die – etwas überspitzt – formulieren, die Anwendung der Diuretika sei „the worst thing, we can do", weil sie über Elektrolytverluste und Aktivierung des Renin-Angiotensin-Aldosteron-Systems (RAAS) sowie die Auslösung sympathikotoner Effekte die Entwicklung zahlreicher Komplikationen heraufbeschwören[175, 220l] oder feststellen, die Besserung der Lungenstauung unter Diuretikatherapie bei Herzinsuffizienz werde mit dem Preis einer gleichzeitigen Verschlechterung der Hirn-, Koronar- und Nierendurchblutung erkauft[175, 220l]. Auch wenn wir uns einig sind, daß die Diuretika aus der Behandlung der Herzinsuffizienz nicht wegzudenken sind, zeigt sich doch, daß diese Überlegungen nicht so abwegig sind, wie sie manchem „Diuretika-Enthusiasten" auf den ersten Blick erscheinen mögen. Daß die Diuretika zu einer Aktivierung des RAAS führen können, ist ein schon länger bekanntes und von Experten mit Sorge betrachtetes, von den meisten Klinikern aber wenig beachtetes Faktum. Bislang wurde allgemein angenommen, daß die Herzinsuffizienz als solche die Hauptursache der Aktivierung des RAAS sei. Inzwischen zeigt sich aber – wie oben (s. S. 41) genauer erläutert –, daß mindestens bei Patienten im Stadium II der Herzinsuffizienz meistens noch keine Aktivierung des RAAS besteht, sondern daß erst die Gabe von Diuretika zu diesem Phänomen führt. Indessen wird vermutet[22b, 150c, 220l], daß die Diuretika möglicherweise, trotz initialer Besserung der Symptome, einen entscheidenden Beitrag zur weiteren Progression der Herzinsuffizienz leisten. Hier liegt der Grund dafür, daß gerade die Autoren mit besonderer Sachkenntnis[220l] es für sinnvoll halten, primär mit einer **kombinierten Therapie mit Diuretika und ACE-Hemmern** zu beginnen. –

Von praktisch klinischer Bedeutung ist außerdem, daß – sofern dennoch initial eine **alleinige Behandlung mit Diuretika** erfolgt – zur Vermeidung von Elektrolytverlusten auf jeden Fall **kombinierte Diuretika** mit gleichzeitig Kalium-Magnesium-sparender Komponente gewählt werden.

Bei gleichzeitiger Anwendung von **ACE-Hemmern** dagegen sind die **nicht Kalium-Magnesium-sparenden Substanzen** im allgemeinen besser geeignet (S. S. 102).

Digitalisglykoside (Abb. 27–28) [4a+b, 13, 26a, 32b, 41, 52a, 71, 145, 147, 168, 182d, 190, 193a, 211, 232b, 235, 258, 280a+b, 233, 310]

Auch die Digitalisglykoside mußten sich Anfang der 80er Jahre – nachdem sie 195 Jahre lang ohne Widerspruch eingesetzt worden waren – heftige Diskussionen über ihre Indikation, Wirksamkeit oder gar ihre Existenzberechtigung, oder ihre Rolle als „Letalfaktor" gefallen lassen.

Während es noch vor 10 Jahren reichte zu wissen, daß man Patienten mit Herzinsuffizienz digitalisiert – und wie man das handhabt, ohne Nebenwirkungen in Kauf zu nehmen – gab es zum Thema Digitalistherapie seither eine Fülle neuer Aspekte und auch kontroverse Meinungen, die sich wohl kaum beseitigen lassen, ehe nicht endlich auch mit dieser Medikamentengruppe – wenigstens für einige offene Fragestellungen – kontrollierte Studien durchgeführt werden, wie man sie heute für sämtliche neu eingeführten Medikamente mit Selbstverständlichkeit fordert.

Relativ gut geklärt sind die Fragen nach dem **Wirkungsmechanismus** und den hämodynamischen Effekten, ebenso auch die der **Pharmakokinetik** und der Interferenz mit anderen Medikamenten. Zu wenig beachtet wurde bisher die Möglichkeit, die **Digitalistoleranz** durch genauere Beachtung des **Hormon-Elektrolyt-Haushaltes** zu bessern.

Am wenigsten geklärt ist bisher die Frage nach ihrer Indikation im **Stadium II** der Herzinsuffizienz, aber auch bei **manchen Grundkrankheiten** wie z. B. beim Infarkt (s. S. 40ff. u. S. 77).

Wirkungsmechanismus

Der **zelluläre Wirkungsmechanismus** ist eindeutig geklärt und besteht in einer Hemmung der Na^+-K^+-ATPase (s. Schema, S. 83) an der Zellmembran, die primär zu einer Zunahme der intrazellulären Natriumkonzentration führt, der sekundär eine Zunahme der intrazellulären Calciumkonzentration folgt. Der **Anstieg** der **intrazellulären Calciumkonzentration** ist das **Wirkprinzip** der Digitalisglykoside und gleichzeitig der **Grund für ihre arrhythmogene Wirkung,** die durch einen weiteren Effekt der Digitalisglykoside, nämlich eine Verminderung der intrazellulären Kaliumkonzentration und Magnesiumverarmung nur noch verstärkt wird. Die arrhythmogene Wirkung der Digitalisglykoside ist also untrennbar mit ihrem Wirkprinzip verwoben, so daß keine Hoffnung besteht, etwa durch Entwicklung „besser verträglicher" Digitalisglykoside deren therapeutische Breite zu verbessern[147].

Die **hämodynamischen Auswirkungen** bestehen in einer positiv inotropen Wirkung – am isolierten und intakten, gesunden und insuffizienten Herzen[32b] – die aber beim gesunden Herzen durch einen Anstieg des peripheren Widerstands (teils vermittels durch eine Wirkung auf die Na^+-K^+-ATPase der Gefäßwand[168], teils über andere Mechanismen[32b] nicht zu einem Anstieg des Herzminutenvolumens führt. Bei Patienten mit Herzinsuffizienz hingegen nimmt der periphere Widerstand unter Digitalisglykosiden ab, was darauf zurückgeführt wird, daß mit der digitalisinduzierten Besserung der hämodynamischen Situation eine **Verminderung des Sympathikotonus** eintritt[32b], eine Deutung, die in gutem Einklang mit den Ergebnissen neuerer Studien steht: unter Digitalisglykosiden findet sich

bei **beginnender Herzinsuffizienz** eine
Normalisierung der erhöhten Katecholaminserumwerte[4b]

bei **fortgeschrittener Herzinsuffizienz** eine
Verminderung der erhöhten Katecholamin- und Aldosteronserumwerte[71].

Darüber hinaus ist aber nachgewiesen, daß Digitalisglykoside – selbst bei Hypertonikern ohne Herzinsuffizienz – zu einem Abfall der **Plasmareninaktivität** führen (s. Abb. 27) und die durch Diuretika (Furosemid) induzierte Aktivierung des RAAS teilweise unterdrücken (s. Abb. 28). Die Verminderung der Plasmareninaktivität durch Digoxin ist schon nach relativ niedrigen Dosen zu beobachten und wird auf antiadrenerge Mechanismen zurückgeführt[209]. Sie ist ebenso bei Hypertonikern mit hohem, als auch bei solchen mit niedrigem Plasmareninwert nachweisbar[12].

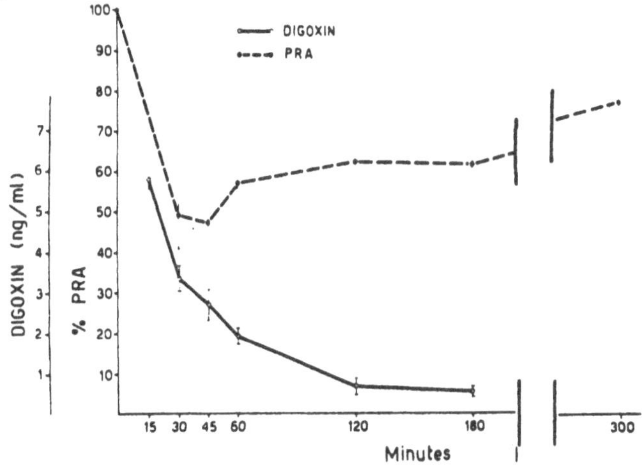

Abb. 27
Abfall der **Plasmareninaktivität** nach intravenöser Injektion von **Digoxin** bei Patienten mit Hypertonie (aus *Antonello* [12])

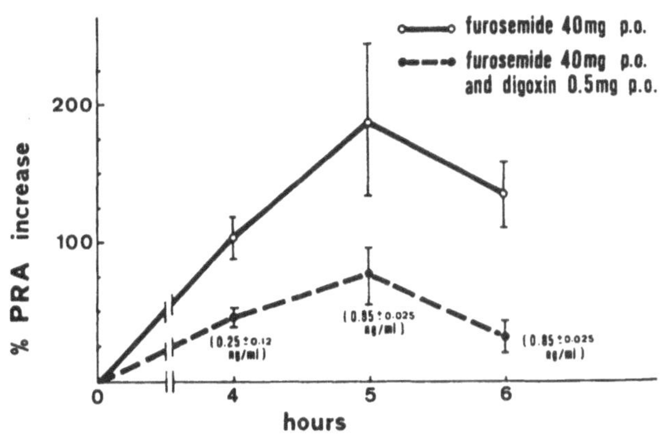

Abb. 28
Verminderung der Furosemid-induzierten **Aktivierung des RAAS** durch **Digoxin** bei Hyertonikern (aus *Montanaro* [209])

Indikation und Wirksamkeit

Die Wirksamkeit der Digitalisglykoside bei Patienten mit Herzinsuffizienz ist einerseits abhängig von der **Grundkrankheit,** andererseits wird die Notwendigkeit zur Behandlung in den einzelnen **Stadien** der Herzinsuffizienz etwas unterschiedlich gesehen.

Indikation je nach Grundkrankheit

Zur Wirksamkeit der Digitalisglykoside bei den verschiedenen Grundkrankheiten wird heute folgendes angegeben[283]:

gut wirksam
- bei
  - hypertoner Herzkrankheit
  - Aortenvitien
    - Stenose und
    - Insuffizienz
  - rheumatischer Mitralinsuffizienz
  - arteriosklerotischer, koronarer Herzkrankheit
  - congenitalen Vitien mit Links-rechts-Shunt

weniger gut wirksam
- bei
  - akutem Infarkt
  - Cor pulmonale
  - Myokarditis
  - konstriktiver Perikarditis
  - primärer pulmonaler Hypertonie
  - Eisenmenger-Komplex
  - Myokardfunktionsstörungen durch
    - Thyreotoxikose
    - Beri-Beri
    - Anämie
  - akuter Glomerulonephritis

nicht hilfreich
- bei
  - Mitralstenose bei Sinusrhythmus

kontraindiziert
- bei
  - „high-out-put-failure"

Dabei ist für die Situationen, in denen Digitalisglykoside „weniger wirksam" sind, nicht unbedingt gesagt, daß sie deshalb nicht gegeben werden sollen.

Beim **Cor pulmonale** muß besonders darauf geachtet werden, daß keine Rhythmusstörungen auftreten.

Bei der **hypertrophen obstruktiven Kardiomyopathie** kann es zur Zunahme der Obstruktion kommen. Bei fehlender Insuffizienz sind Glykoside natürlich nicht angezeigt, bei vorhandener Insuffizienz aber – unter exakter Beobachtung – erlaubt, weil diese Komplikation relativ selten ist[283].

Am kompliziertesten sind die Verhältnisse bei akutem Infarkt und Zustand nach Infarkt.

Akuter Infarkt [32b, 52a, 193a]

Die Frage nach der Bedeutung der Digitalisglykoside beim akuten Infarkt läßt sich heute dahingehend einengen, daß
Glykoside
nicht indiziert sind
bei
Infarkt ohne Insuffizienz
in hohen oder toxischen Dosen
mehr schaden als nützen
im Vergleich zu
Amrinon, Dobutamin[124] und Dopamin
weniger wirksam sind.

Glykoside
weiterhin *indiziert* sind
bei
Tachyarrhythmie bei Infarkt.

Letztlich geht es klinisch natürlich nur um die Frage nach der Bedeutung der Digitalisbehandlung bei Patienten mit

Herzinsuffizienz bei Infarkt, und insbesondere solche mit anderweitig therapieresistenter Herzinsuffizienz bei Infarkt.

Die vorliegenden Studien zur Frage nach der Beeinflußbarkeit der Herzinsuffizienz bei Infarkt sind umfangreich, aber die Ergebnisse komplex und widersprüchlich und in verschiedenen Situationen auch recht unterschiedlich[32b, 52a, 193a]. Argumente gegen die Anwendung sind unter anderem eingeschränkte Wirksamkeit, Steigerung des O_2-Verbrauchs und der Infarktgröße. Eine Zunahme von Rhythmusstörungen hingegen wird nach den vorliegenden Studien unter therapeutischen Dosen nicht befürchtet[193a]. Die Ansichten über die Indikation für Digitalisglykoside in dieser Situation sind immer noch unterschiedlich. Neuere Untersuchungen zeigen, daß die Wirksamkeit offensichtlich je nach hämodynamischer Ausgangssituation recht unterschiedlich ist, daß aber bestimmte Unterkollektive, z. B. Patienten mit **vorwiegendem Vorwärtsversagen** von der Therapie profitieren[193a]. Ob der früher gefürchtete Anstieg des peripheren Widerstands mit eventuellem konsekutivem Anstieg des Drucks im kleinen Kreislauf bei Patienten mit kardiogenem Schock bei der heute üblichen Standardtherapie mit positiv inotropen Substanzen (s. o.) und Nitroderivaten eine Rolle spielt, ist offen. Überhaupt ist festzustellen, daß es anscheinend keine Untersuchungen über die Wirkung von Digitalisglykosiden zusammen mit den heute üblichen Standardmethoden gibt, eine Frage, die natürlich für die Patienten, die sich auch unter dem derzeitigen therapeutischen Repertoire nicht bessern, von Bedeutung wäre.

Zustand nach Infarkt – koronare Herzkrankheit[26a, 32b, 145, 190, 211, 232b, 258]

Manches spricht dafür, daß die Wirksamkeit der Digitalisglykoside um so schlechter ist, je mehr Myokard durch die koronare Herzkrankheit oder vorausgehende Infarkte zugrunde gegangen ist[32b].

Anfang der 80er Jahre wurde für Patienten mit Zustand nach Infarkt festgestellt, daß die mit Digitalisglykosiden entlassene Gruppe in den ersten Monaten[26a], bzw. im ersten Jahr[211] eine höhere Letalität hatte, die nach den Ergebnissen von Multivarianzanalysen den Digitalisglykosiden als solchen zugeschrieben wurde. Diese Annahme wurde später relativiert[145, 182a, 190, 232b], nachdem entsprechende Analysen bei größeren Patientenkollektiven mit exakter dokumentierter hämodynamischer Ausgangssituation mehr dafür sprachen, daß die höhere Letalität der schweren kardialen Funktionseinschränkung anzulasten war[190, 258]. Zu ähnlichen Ergebnissen kam auch die nachträgliche Auswertung der BHAT-Studie[41], in der allerdings Patienten mit weniger schwerer Herzinsuffizienz enthalten waren. Eindeutige Angaben zu dieser Frage wären nur durch randomisierte Studien zu erhalten. Bislang kommen die Autoren der bisherigen Untersuchungen[258] zu dem Schluß, daß die Digitalisbehandlung bei Patienten mit Herzinsuffizienz nach Infarkt wahrscheinlich zu keiner Verschlechterung der Prognose führt, diese allerdings auch nicht wesentlich verbessert. Nachdem die Digitalisglykoside bei diesen Patienten mindestens zu einer symptomatischen Besserung führen, wird es als nicht gerechtfertigt angesehen, diesen Patienten die Behandlung vorzuenthalten[41].

Indikation nach Stadium bzw. Schweregrad der Herzinsuffizienz

Während früher **jede Herzinsuffizienz** als Indikation zur Digitalisbehandlung galt, wollten manche Autoren die Anwendung in letzter Zeit stark eingeschränkt sehen und einige waren der Ansicht, daß man Glykoside **nur** noch bei **Herzinsuffizienz mit Tachyarrhythmie** verabreichen sollte. Grund dafür, daß auch die Indikationen bei den übrigen Patienten, d. h. auch den Nichtinfarktpatienten ins Wanken kam, waren einige „Absetz-Studien", deren Ergebnisse kürzlich ausführlicher diskutiert wurden[52a, 232b]. Diese Untersuchungen ergaben, daß es bei einem Teil der Patienten nach Absetzen der Digitalisglykoside zu keiner Verschlechterung der Situation kam, womit allerdings noch nicht gesagt ist, daß nicht wenigstens ein Teil dieser Patienten evtl. doch in bezug auf die Langzeitprognose profitierte (s. a. S. 43). Bei einem weiteren Teil der Patienten wurde aber eine deutliche Verschlechterung der Hämodynamik unter Belastung und bei anderen auch in Ruhe gemessen, und die Erscheinungen bildeten sich nach erneuter Digitalisbehandlung wieder zurück.

Inzwischen haben sich auch hier die Wogen wieder etwas geglättet:

Stadium III und IV
In dieser Situation gelten die Digitalisglykoside – nach weitgehend übereinstimmender Ansicht aller Experten – weiterhin als eindeutig indiziert.

Stadium II
Die meisten Diskussionen gab es um die Indikation bei beginnender Herzinsuffizienz. Hier gelingt es häufig allein mit Diuretika, die augenscheinliche Symptomatik zu beseitigen. Darunter kommt es jedoch zu einer Aktivierung des RAA-Systems, die sich durch gleichzeitige Digitalisbehandlung anscheinend unterdrücken läßt (s. S. 75). Die Frage, welche Maßnahmen im Frühstadium (s. S. 40ff.) das **Fortschreiten** der Herzinsuffizienz am ehesten verhindern, ist Forschungsgegenstand der nächsten Jahre.

Die ersten größeren **Vergleichsstudien** über die Wirksamkeit der **ACE-Hemmer** und der **Digitalisglykoside** in diesem Stadium auf die klinischen und hämodynamischen Parameter und in bezug auf die Nebenwirkungen sprechen für die ACE-Hemmer (s. S. 43).

Durchführung der Digitalisbehandlung

Zur Handhabung der Glykosidbehandlung gab es in letzter Zeit relativ wenig neue Aspekte. Die Möglichkeit der **Glykosidspiegelbestimmung** hat zu vorsichtigerer Dosierung und zu einem deutlichen Rückgang der Digitalisintoxikationen im Vergleich zu den frühen 70er Jahren geführt. Einige neuere Studien sprechen dafür, daß die Bestimmung der **intrazellulären Elektrolyte,** insbesondere des Natriums, ein besserer Parameter zur Überwachung der Digitalistherapie sein könnte als die Bestimmung der Glykosidspiegel[310]. Klinisch viel zu wenig beachtet, obwohl in experimentellen Untersuchungen eindeutig nachgewiesen und vom Wirkungsmechanismus her völlig klar, sind die Zusammenhänge zwischen Digitalistoxizität und Elektrolyten: Digitalisbehandlung und **Kaliummangel sowie Magnesiummangel** führen zu den gleichen Verschiebungen der Myokardelektrolyte (s. Abb. 29). Aus diesem Grund findet man bei **Kalium- oder Magnesiummangel** dieselben Rhythmusstörungen wie bei Digitalisintoxikation, und zwar ebenso **beim nicht digitalisierten Patienten** als auch – häufiger – bei Patienten mit **therapeutischen Digitalisspiegeln.** Die Hypokaliämie als Risikofaktor für digitalisbedingte Rhythmusstörungen ist bekannt, allerdings hat sich erst in den letzten Jahren herausgestellt, daß sie sich durch Kaliumsubstitution nicht verhindern läßt (s. S. *,I), auch dann nicht, wenn der Kaliumserumwert trügerisch normal ist. Noch krasser sind die Verhältnisse bei Magnesium. Hier hat sich inzwischen gezeigt, daß sich auch bei normalem Digitalisspiegel und normalem Magnesiumserumspiegel bei intrazellulärem Mangel Rhythmusstörungen finden können, die nach Magnesiumapplikation prompt verschwinden. Darüber hinaus lassen sich aber auch digitalisbedingte Rhythmusstörungen bei ausgeglichenem

Magnesiumhaushalt durch Magnesium beseitigen. Auf dieses Problem der sogenannten **sekundären Rhythmusstörungen**[282f] wird an anderer Stelle ausführlich eingegangen.

Diese Zusammenhänge sind von besonderer Bedeutung, weil Anstiege der Katecholaminserumspiegel – wie kürzlich nachgewiesen wurde – auch bei normalen Elektrolytausgangswerten rasch zum Absinken des Kaliumserum- und Magnesiumspiegels mit der Gefahr letaler Rhythmusstörungen führen können.

Sonstige positiv inotrop wirkende Substanzen (Tab. 26, Abb. 29)

[3, 6, 33, 40a+b, 43, 61a, b, c, 63a+b, 65, 67, 77b, 83, 90, 100, 104, 107, 109, 114a, b, c, d, e, 117b, 121, 133, 139, 155, 156, 163, 164, 171, 174, 175, 179a, 180, 182d, 183, 195b, 197, 202, 205a+d, 220g, i, k, l, n, r, 229a]

Die enorme Bedeutung, die dem Problem der therapieresistenten Herzinsuffizienz heute von allen Seiten beigemessen wird, ist auch aus den umfangreichen Forschungsprogrammen zu ersehen, die in den letzten Jahren durchgeführt wurden mit dem Ziel, „positiv inotrope Substanzen" zu entwickeln, um damit eine Linderung der Symptome und möglichst eine Besserung der Überlebenschancen bei fortgeschrittener, anderweitig therapieresistenter Herzinsuffizienz zu erreichen.

Die Literatur zu diesem relativ kleinen Spezialthema ist immens (mehr als 250 Literaturstellen allein in einer neueren Übersichtsarbeit)[63b].

Der Stand der Dinge wurde in letzter Zeit wiederholt besprochen. Teils mehr im Sinne einer Übersicht über die klinischen Vergleichsstudien[117b, 120l], teils auch unter Einbeziehung sämtlicher experimenteller Daten über den Wirkungsmechanismus[63a+b].

Tabelle 26

Positiv inotrope Substanzen

1. **Digitalisglykoside**
   s. S. 74
   Wirkungsmechanismus s. Abb. 29

2. **Sympathikomimetika** [63a,b]

Dopamin
- Vorstufe des Noradrenalins –
  stimuliert
  α-, β-(*Haupteffekt*), Dopamin- } Rezeptoren

  thyraminartige Wirkung
  fördert Noradrenalinfreisetzung

wesentliche Effekte
- ▶ neben der positiv inotropen Wirkung durch β_1-Rezeptor-Stimulation
- im niedrigen Dosisbereich
  Besserung der Nierendurchblutung (Dopaminrezeptoren vermittelt)
- im hohen Dosisbereich
  Blutdruckanstieg (α-Rezeptoren vermittelt)

Dopaminvorläufer und -verwandte
- Laevo-Dopa
  Dopaminvorstufe wird nach oraler Verabreichung in Dopamin umgewandelt
- Ibopamin (s. S. 85 u. S. 108) [193b]
- Propylbutyldopamin
- Dopexamin

Dobutamin
- Sympathikomimetikum mit stimulierender Wirkung auf verschiedene Rezeptoren, deren Effekte sich zum Teil gegenseitig wieder aufheben, so daß als

Tabelle 26 (Fortsetzung)

Nettoeffekt eine
weitgehend reine β-Rezeptor-Stimulation resultiert
weniger Nebenwirkungen in Form von
Tachykardie und Rhythmusstörungen als bei Dopamin
bei intermittierender Therapie
trotz gelegentlich günstiger Effekte in der ersten Woche[183]
Verdacht auf Verschlechterung der Langzeitprognose[90]
bei erheblich arrhythmogener Wirkung[83, 90]
vorwiegend bei Patienten mit vorbestehender Neigung zu Rhythmusstörungen[83, 90]

oral verabreichbare Sympathikomimetika[63a,b]

relativ β_1-Selektive	*relativ β_2-Selektive*	*mit gleichzeitiger Dopamin-Rezeptorwirkung*[139b]	*β_1, β_2 und α_2-Rezeptoren stimulierend*
Prenalterol[a]	Terbutalin	Ibopamin[a]	ASL 7022
TA 064	Salbutamol[b] [205a]	Propylbutyldopamin	
Butopamin	Piributerol[a]	Dopexamin	

Alle Substanzen sind – trotz gelegentlich eindrucksvoller Effekte im Rahmen der Kurzzeittherapie – in bezug auf die Dauerbehandlung ineffektiv[63a + b]

3. **Phosphodiesterasehemmer**[63a,b]
(Papaverin)
Theophyllin (1,3-Dimethylxanthin)
Coffein (1,3,7-Trimethylxanthin)

Amrinon (Win 40680, Wincoram®, Inocor)
intravenöse Form
bei akuter Therapie bewährt
orale Form
Studien wegen mangelnder Dauereffekte und erheblicher Nebenwirkungen[18, 63a + b, 121, 220g, 275] abgebrochen

Milrinon (Win 47203)
orale Applikationsform
keine Dauereffekte[63a]

} Phosphodiesterasehemmer (Fraktion III)

MDL 17 043 (Fenoximon)
MDL 19 205 (Piroximon)
Sulmazol (ARL 15 BS Varda®)
RO 136 438
D 13 602
Berberin
CI 914

4. **„Sensibilisatoren"**
Substanzen, die die Empfindlichkeit der kontraktilen Proteine gegenüber Ca^{++}-Ionen steigern
Salmuzol, UD-CG 115 } mit gleichzeitiger phosphodiesterasehemmender Wirkung
DPI 201 106 mit gleichzeitiger α-adrenerger Wirkung am Herzen[63b]

[a]: nach Vergleichsstudien für ineffektiv im Sinne einer Verlängerung der Überlebensdauer[63a,b]
[b]: arrhythmogene Effekte nachgewiesen

Zum **Wirkungsmechanismus** ist bekannt, daß es heute letztlich nur zwei Wege gibt, eine positiv inotrope Wirkung zu erreichen: Eine **Steigerung der freien Calciumionenkonzentration,** die zur Reaktion mit den kontraktilen Proteinen zur Verfügung steht, oder eine **Sensibilisierung der kontraktilen Elemente gegenüber Calciumionen.**

Die Substanzen der letzten Gruppe gelten als das Wirkprinzip der Zukunft[63a + b], weil sie nicht mit den sämtlichen Nebenwirkungen einer erhöhten Calciumkonzentration behaftet sind.

Bisher sind allerdings nur wenige Substanzen dieses Wirktyps in klinischer Entwicklung, und alle bisherigen Vertreter haben gleichzeitig *andere* Effekte (Tab. 26, Gruppe 4).

Sämtliche **heute klinisch verfügbaren positiv inotropen Substanzen** wirken über eine **Erhöhung der freien Calciumkonzentration** am Sarkolemm. Der Weg, über den dieses Ziel erreicht wird, ist allerdings, wie aus dem Schema zu ersehen, bei den einzelnen Stoffen recht unterschiedlich (s. S. ✻).

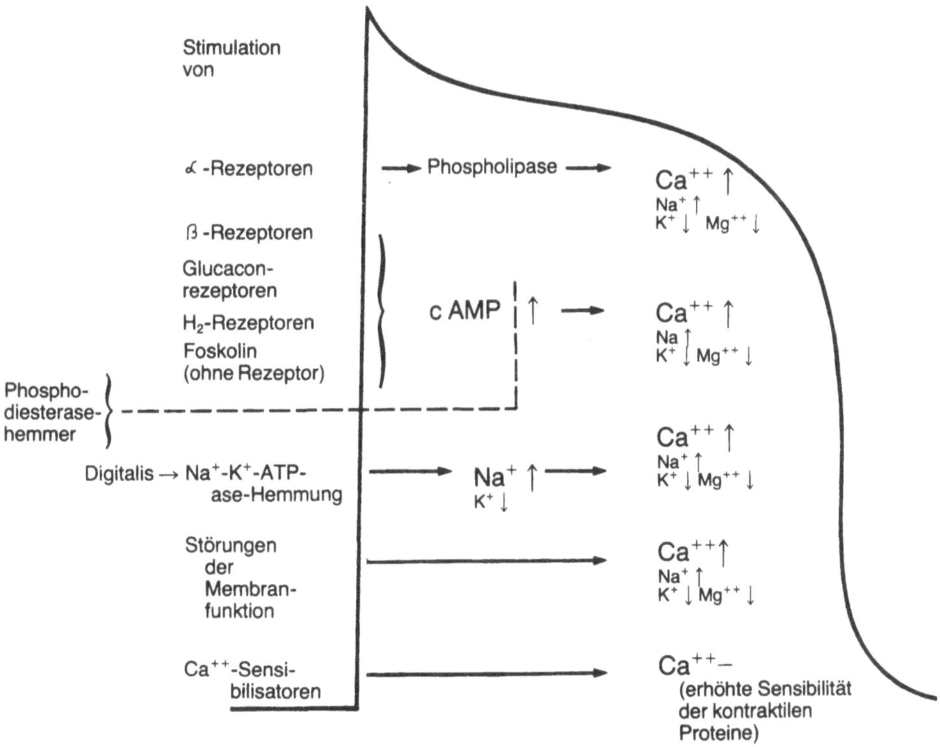

Abb. 29
Schematische Darstellung des Wirkungsmechanismus **positiv inotroper Substanzen**

Im wesentlichen sind bislang nur 3 Klassen positiv inotrop wirkender Medikamente von Bedeutung:

- **Digitalisglykoside**
  die über eine Hemmung der Na^+-K^+-ATPase wirken

- **Sympathikomimetika** (s. Tab. 25, Gruppe 2)
  deren Haupteffekt
    in einer Stimulation der β_1-Rezeptoren
    mit konsekutivem Anstieg des cAMP und
  deren Nebeneffekte
    in einer gleichzeitigen Stimulation anderer Rezeptoren wie
      α_1-Rezeptoren (RR↑) oder
      β_2-Rezeptoren (RR↓) bestehen.

- **Phosphodiesterasehemmer** (s. Tab. 26, Gruppe 3)
  die den Abbau des cAMP hemmen,
    was
      am Herzen zu positiv inotroper Wirkung und
      am Gefäßsystem zu Dilatation führt.

Digitalisglykoside

Diese Substanzgruppe wurde schon oben besprochen (s. S. 74).

Sympathikomimetika (Tab. 26, Gruppe 2)

Der wesentliche therapeutische Effekt dieser Substanzgruppe wird in einer Stimulation der β_1-Rezeptoren gesehen. Daneben stimulieren die einzelnen Vertreter in unterschiedlicher Intensität auch die β_2-Rezeptoren, was zu einer in ihrem Ausmaß nicht immer gewünschten Blutdrucksenkung führt, oder die α-Rezeptoren, was eine erst recht nicht wünschenswerte Steigerung des peripheren Widerstands nach sich zieht. Von den zahlreichen Sympathikomimetika haben heute 2 Substanzen in der Intensivmedizin Bedeutung:

Dopamin und Dobutamin

Beide Substanzen führen im Rahmen der **Akuttherapie** – intravenös verabreicht – bei schwerer Herzinsuffizienz zu einer wesentlichen Besserung der klinischen Situation. Neben einer Steigerung der **systolischen Funktion** kommt es zu einer günstigen Beeinflussung der Relaxation und damit zu einer Erleichterung der **diastolischen Füllung**[45]. Die **Wirkungsschwerpunkte** beider Substanzen sind der Tabelle 25 zu entnehmen. Bei **längerer Verabreichung** führen beide Medikamente jedoch zu einer **Toleranzentwicklung** (der Wirkungsverlust bei Dobutamin wird nach 48 Stunden mit 50 % angegeben[63a].

Die günstigen Effekte im Rahmen der Akuttherapie erweckten die Hoffnung, bei Patienten mit chronischer schwerer Herzinsuffizienz durch **intermittierende intravenöse stationäre Dopaminbehandlung** bei sonst ambulanten Patienten eine Besserung der Situation zu erreichen. Obwohl in anfänglichen Untersuchungen[183] mit dieser Behandlungsmethode in den ersten Wochen eine deutliche Besserung erzielt werden konnte, ergaben weitere Studien eine erhebliche **Zunahme von Rhythmusstörungen**[83] und eine Doppelblindstudie gegen Plazebo[90] wurde wegen des **Verdachts auf eine erhöhte Mortalität** in der Behandlungsgruppe besonders bei Patienten mit vorbestehenden Rhythmusstörungen vorzeitig abgebrochen.

Oral verabreichbare Sympathikomimetika

Prenalterol und **Pirbuterol** zeigten bereits nach einem Monat einen 100%igen Wirkungsverlust[63a].

Ibopamin bewirkte bei 6 Patienten mit Digitalis-Diuretika-Captopril-resistenter Herzinsuffizienz nur in einem Fall eine Besserung und mußte bei den übrigen 5 wegen Verschlechterung abgesetzt werden[193b].

Der **Wirkungsverlust** beruht teils auf einer Verminderung der β-Rezeptoren, teils auf einer Entkopplung der β-Rezeptoren von ihrem „second messenger“, der Adenylcyclase, die zum Anstieg des cAMP führt[53a].

Darüber hinaus wurde bei verschiedensten Substanzen dieser Gruppe das Auftreten von **Rhythmusstörungen** beschrieben (z. B. *Mettauer*[205a] für Salbutamol) und wiederholt diskutiert[85, 145, 146, 229a], ob es auf diesem Weg nicht eher zu einer Verkürzung der Überlebensdauer kommt.

Phosphodiesterasehemmer (Tab. 26, Gruppe 3)

Ein weiteres klinisch interessantes Wirkprinzip sind die **Phosphodiesterasehemmer,** eine Stoffgruppe, in die verschiedene klinisch bekannte Substanzen wie Papaverin, Theophyllin und Coffein gehören, die aber alle neben dieser Wirkung andere Effekte haben. Zu dieser Stoffgruppe zählt man ebenfalls einige neuere Medikamente wie Amrinon und Milrinon (s. Tab. 25, Gruppe 3), die vorwiegend die Fraktion III der Phosphodiesterase hemmen und die eine günstigere Relation zwischen der Hauptwirkung am Herzen und verschiedener Nebenwirkungen zeigen, als die oben angeführten älteren Vertreter. Die Phosphodiesterasehemmer führen ebenfalls zu einem Anstieg des cAMP, was am Herzmuskel – über den üblichen Calciumeffekt – (s. Abb. 29) zur Kontraktion und an der Gefäßmuskulatur (einschließlich der Koronarien) zur Erschlaffung führt. Die lange geführte Diskussion, ob der Haupteffekt dieser Medikamentgruppe positiv inotrop oder „nur Nachlastsenkung" sei, ist heute dahingehend entschieden, daß die positiv inotrope Wirkung doch eine erhebliche Rolle spielt[63a]. Als wesentlicher Vorteil der Phosphodiesterasehemmer gilt, daß sie – im Gegensatz zu allen anderen positiv inotropen Substanzen – den Sauerstoffverbrauch nicht erhöhen[63a].

Die am ausgiebigsten geprüften Vertreter dieser Gruppe sind
Amrinon und Milrinon

Amrinon (Wincoram®)
wird in größerem Umfang in der Intensivmedizin eingesetzt und hat hier durchaus seine Bedeutung. Im Vergleich zu Dopamin und selbst zu Dobutamin verursacht es weniger Tachykardie und Rhythmusstörungen und ist gelegentlich noch wirksam, wenn die anderen beiden Substanzen nicht ausreichen.

Im Rahmen der **Akuttherapie** zeigt es auch bei chronischer Herzinsuffizienz in mancher Hinsicht bessere Effekte als Captopril[220k]. So ist z. B. die Wirkung auf die Druckwerte im kleinen Kreislauf und im rechten Herzen und der Effekt auf das Herzminutenvolumen in Relation zur Senkung des arteriellen Blutdrucks stärker ausgeprägt[220k].

Inzwischen wurde die Substanz auch in **oraler Form** in größerem Umfang geprüft. Dabei zeigte sich ein rasches Nachlassen der Wirkung (im Gegensatz zu Captopril, bei dem die Wirkung mit der Zeit noch zunahm)[220k]. Auch für Amrinon wurde diskutiert, ob sich die Langzeitprognose nicht eher verschlechtert. Inzwischen sind die Studien wegen *Ineffektivität* im Vergleich zur Plazebogruppe – teilweise aber auch wegen erheblicher *Verschlechterung* der Situation mit Provokation von Rhythmusstörungen und rascher Progredienz der Herzinsuffizienz bei vorher relativ stabilen Patienten[179d, 220g] – abgebrochen[63a].

Milrinon,
ein ebenfalls oral verabreichbares Derivat, zeigt ähnliche Probleme. Auch mit dieser Substanz konnten nach umfangreichen Untersuchungen keine bleibenden Effekte erzielt werden[63a, 197, 220l]. Andere Untersuchungen ergaben auch für diese Substanz Hinweise auf eine erhöhte Letalität[121].

Zusammenfassend

haben aus dieser Gruppe der positiv inotrop wirksamen Substanzen

bei der akuten Behandlung der Herzinsuffizienz
Dopamin
Dobutamin } eine unbestrittene Bedeutung.
Amrinon

Weiterhin läßt sich mit der

intermittierenden intravenösen Behandlung mit
Dobutamin[182d, 183] und
Amrinon[195b]

▶ bei Patienten mit schwerster chronischer Herzinsuffizienz in einem großen Teil der Fälle eine deutliche, teilweise auch anhaltende Besserung erreichen, eine Methode, die in letzter Zeit besonders zum Überbrücken der Phase vor einer
Herztransplantation
Bedeutung erlangt hat.

Eine erfolgreiche **Dauertherapie der chronischen Herzinsuffizienz** im Sinne einer Verlängerung der Überlebenszeit konnte bisher mit keiner der geprüften oral verabreichbaren Substanz erreicht werden.

Konventionelle Vasodilatatoren (Tab. 27)

[3, 22a, 40a, 67, 77b, 107, 109, 114c, 129, 166, 205d, 220q, r, u, 233, 271a, 280a + b, 318a]

Nachdem sich herausgestellt hatte, daß das insuffiziente Herz besonders empfindlich auf **Druckbelastung** reagiert, wurden in den letzten Jahren die verschiedensten Vasodilatatoren in bezug auf ihre hämodynamischen Effekte bei Patienten mit schwerer Insuffizienz untersucht und in weiteren neueren Studien dann auch noch **mit der Wirksamkeit der ACE-Hemmer verglichen** (s. Tab. 26).

Die verschiedenen Vasodilatatoren unterscheiden sich untereinander vorwiegend dadurch, daß sie teils mehr im venösen, teils mehr im arteriellen Bereich angreifen (s. vorderste Spalte Tab. 27). Dabei steht heute fest[114e], daß Substanzen mit etwa **gleich stark ausgeprägter Wirkung im venösen und arteriellen Schenkel** die beste Wirkung bei Patienten mit Herzinsuffizienz zeigen, vorwiegend deshalb, weil sie gleichzeitig den Lungendruck senken und das Minutenvolumen steigern (s. a. S. 18f). Der Effekt einer gleichzeitig venösen und arteriellen Wirkung läßt sich auch durch Kombination von Substanzen mit mehr venöser und mehr arterieller Wirkung, wie z. B. Isosorbiddinitrat und Hydralazin (s. o.) erreichen.

Mit den meisten Vasodilatatoren lassen sich ausgeprägte günstige **Soforteffekte** auf die hämodynamische Situation von Patienten mit Herzinsuffizienz erzielen.

Aus diesem Grunde haben die **Nitrate** heute eine große Bedeutung im Rahmen der Intensivtherapie, so z. B. bei

- akutem **Lungenödem**
- akutem **Herzinfarkt**
- akuter **Linksherzinsuffizienz** bei
  Papillarmuskelsyndrom
  Ventrikelseptumruptur
  akuter Mitralinsuffizienz
  oder Aorteninsuffizienz
  durch akute Endokarditis[40b].

Ebenso wurden für die meisten anderen Vasodilatatoren überzeugende Effekte auf die klinische und hämodynamische Situation von Patienten mit akuter Herzinsuffizienz nachgewiesen, die im **Frühstadium meist wesentlich ausgeprägter waren als bei den ACE-Hemmern.**

Diese akuten Effekte sind jedoch nur flüchtig, und inzwischen ist für praktisch alle in der Tabelle aufgeführten Substanzen nachgewiesen, daß sie zu keiner anhaltenden Wirkung im Rahmen der **Dauertherapie** führen.

Die einzige Ausnahme ist die Kombination von Isosorbiddinitrat mit Hydralazin (s. a. S. 47).

Das rasche Abklingen der Wirkung der verschiedenen Vasodilatatoren beruht auf einer **Toleranzentwicklung,** meist durch eine sekundäre Aktivierung des RAA-Systems[22a, 77b, 163, 205d, 215b, 220l, u. v. a.].

Infolgedessen haben die verschiedenen konventionellen Vasodilatatoren bei der Behandlung der **chronischen Herzinsuffizienz** heute nur noch eine sehr untergeordnete Bedeutung.

Einige Details zu einzelnen Substanzen seien im folgenden noch angefügt:

Nitrate
Diese Substanzen haben ihre Bedeutung im Rahmen der Akuttherapie (s. o.).

Bei der Dauertherapie der Herzinsuffizienz mit Nitraten wurden in einigen älteren Studien günstige Ergebnisse beobachtet[40b nach 114b, 179a, 180, 220l nach 114q]. Dazu waren aber 4 × tägliche Einnahmen von je 40 mg erforderlich[220l]. Bei anderen Applikationsformen kam es zur Toleranzentwicklung[220l], außerdem wurden häufig Nebenwirkungen beobachtet.

Günstige Effekte im Rahmen der Dauerbehandlung, auch im Hinblick auf die Überlebensraten, ergaben sich, wie schon erwähnt, für die Kombination Isosorbiddinitrat mit Hydralazin (s. S. 45).

Hydralazin[61b, 220d]
Hydralazin ist im Rahmen der Langzeitbehandlung in der **Kombination** mit Isosorbiddinitrat (s. o.) wirksam.
Darüber hinaus wurden mit **Hydralazin allein** gelegentlich Erfolge bei Patienten mit **schwerer Linksherzinsuffizienz** auf dem Boden von **Klappeninsuffizienzen** gesehen, die sich unter Captopril und/oder Nitraten nicht besserten[220d].

Minoxidil[220u]
Dieser Vasodilatator führt neben anderen Nebenwirkungen zu einer renininduzierten Flüssigkeitsretention, die die Wirkung im Sinne einer Reduktion der linksventrikulären Druck- und Volumenwerte wieder aufhebt[220u].

Prazosin [40b, 61b, 220l, r, w]
Prazosin ist ein Vasodilatator mit α-Rezeptoren-blockierender Wirkung, dessen klinische Bedeutung bei der Herzinsuffizienz – trotz umfangreicher Studien, deren zum Teil widersprüchliche Ergebnisse in letzter Zeit wiederholt diskutiert wurden[40b, 220l] – noch nicht voll zu übersehen ist.
Dabei scheint es so zu sein, daß Prazosin bei einem **Teil** der Patienten zu einer anhaltenden klinischen Besserung führt, die sich aber – nach den Ergebnissen großer Studien[61b] nicht unbedingt in einer Beeinflussung der Prognose des Gesamtkollektivs niederschlagen muß (s. S. 47).
In einer cross-over Vergleichsstudie zwischen **Prazosin und Captopril** fand sich für Prazosin bei 36 % der Patienten und bei Captopril in 74 % der Fälle eine anhaltende Besserung [220r].
Auch eine ausführliche andere neue Untersuchung[220w] zeigte, daß sich unter Prazosin *letztlich* nur bei 30–40 % der Patienten eine anhaltende Besserung erzielen läßt.
Der **Mechanismus** der Toleranzentwicklung unter Prazosin ist immer noch unklar (die früher angenommene Aktivierung des Renin-Angiotensin-Aldosteron-Systems konnte nicht bestätigt werden, ebenso ließen sich erhöhte Flüssigkeitsretentionen oder antagonisierbare Effekte erhöhter Aldosteron-Effektivität ausschließen[220w].
Nach anderen neueren Untersuchungen hat Prazosin seine Bedeutung offensichtlich bei gewissen **Unterformen**. So konnte gezeigt werden, daß Prazosin bei manchen Patienten mit **„Low-Renin"-Formen** der Herzinsuffizienz zu einer Senkung des Vasopressin- und Adrenalinspiegels mit einer Abnahme des pulmonal-kapillaren Drucks führt, die mit Captopril nicht zu erreichen war. Hingegen fand sich bei den „High-Renin"-Formen eher eine Tendenz zur Verschlechterung[205d].

Tabelle 27

Vasodilatatoren bei Herzinsuffizienz

venös	arteriell			**Akuttherapie**	**Dauereffekt*** im Vergleich zu ACE-Hemmern	Monotherapie	kombinierte Therapie	sonstige Gesichtspunkte	Häufigkeit der **Tol.-entw.** [220 l]
direktangreifende Substanzen									
+ + +	+	[280a + b]	**Nitroglycerin**	Mittel der Wahl bei ● Akutbehandlung s. S. 89					
+ +	+ +	[318a]	**Natrium-nitroprussid**	Prototyp des idealen Vasodilatators mit ausgewogen venös-arterieller Wirkung[114c]					
+ + +	−	[318a]	**Isosorbid-dinitrat**		ISDN < **Captopril** [114c]	Monotherapie begrenzt wirksam (s. S. 89)			
							Kombination verlängert Überlebenschancen im Stadium II–III (s. S. 47)	führen zum Anstieg der Katecholamine [77b] (s. S. 47) und zur Aktivierung des RAAS [233]	30%
+	+ + +	[318a]	**Hydralazin**		Hydralazin < **Captopril** [109]	Monotherapie meist ineffektiv [40a, 182d] Ausnahmen s. S. 89			
−	+ + +	[318a]	**Minoxidil**			Monotherapie ineffektiv (s. S. 89)		bewirkt renininduzierte Flüssigkeitsretention [220u]	

α-Rezeptoren-Blocker								
				Phenoxy-benzamin				
++	+	[318a]	(3)**	**Prazosin**	Prazosin < **Captopril** [22a, 205d, 271a] seltene Ausnahmen s. S. 89	Monotherapie in Einzelfällen wirksam (s. S. 89)	**Toleranz**entwicklung teilweise durch Stimulation des RAA, teilweise durch andere Mechanismen[220r] (s. S. 89)	60%
+	++	[318a]		**Urapidil**				
Ca⁺⁺-Antagonisten								
			(4)**	**Nifedipin**	Nifedipin < **Captopril** [3, 67]	nicht mehr indiziert (s. S. 90)	führt zum Anstieg der **Katecholamin**serumspiegel [67, 106]	
				Nisoldipin	Nisoldipin < **Captopril** [107]	Studie wegen Verschlechterung unter Nisoldipin abgebrochen		
				(Verapamil, Gallopamil, Diltiazem)		kontraindiziert		
ACE-Hemmer								
++	++	[318a]		**Captopril**				10–15%
++	++	[318a]	(6)*	**Enalapril**	Enalapril < **Captopril** [209q] (s. S. ✱,II)			
				Ramipril	Ramipril ~ Captopril [129]			

„Positiv inotrope Substanzen mit gleichzeitig vasodilatierender Wirkung“ s. S. 83

* Die Angaben über die Wirksamkeit beziehen sich lediglich auf die Effektivität bei Herzinsuffizienz, nicht auf die bei Hypertrophie und Angina pectoris, etc.
** Vorläufige Daten über den Einfluß auf die **Hypertrophieregression** (s. S. ✱, II)

Von Interesse in diesem Zusammenhang sind auch die Ergebnisse einer älteren Studie[171], die zeigt, daß die **zusätzliche Gabe von Prazosin** bei Patienten mit therapieresistenter Herzinsuffizienz, die sich auch unter Behandlung **mit Captopril nicht besserte, eine günstige Beeinflussung der Symptome ergab,** wobei allerdings nicht angegeben wurde, ob die Effekte im Rahmen der Langzeitbehandlung anhielten.

Calciumantagonisten[3, 67, 107, 220]

Von den Calciumantagonisten wurde für die Nifedipin-ähnlich wirkenden Substanzen aufgrund der starken nachlastsenkenden Wirkung in Einzelfällen über günstige Effekte auf die Herzinsuffizienz berichtet. Sie gelten jedoch bei dieser Indikation wegen ihrer negativ inotropen Eigenwirkung als nicht mehr indiziert. So wurde unter anderem unter Nifedipin eine Verschlechterung der linksventrikulären Funktion und eine Größenzunahme des linken Ventrikels gefunden[3, 220]. Auch eine Studie über Nisoldipin bei gleicher Indikation[107] mußte wegen schlechter Ergebnisse abgebrochen werden.

Außerdem ist auch für manche dieser Substanzen, z. B. für Nifedipin, nachgewiesen, daß sie zu einer erheblichen Erhöhung der Katecholaminserumspiegel führen[67, 166].

ACE-Hemmer (Tab. 28–30)

*Ergebnisse der vorliegenden **Studien,** s. a. S. 25–50.*

Die ACE-Hemmer sind ohne Zweifel nicht nur das interessanteste, sondern auch das effektivste neue Behandlungsprinzip bei der Herzinsuffizienz.

Sie führen bei Patienten im Stadium III und IV mit anhaltenden Symptomen trotz Therapie mit Digitalisglykosiden, Diuretika – und teilweise auch mit Vasodilatatoren – noch in 60–65 % der Fälle zu einer Besserung der **klinischen Symptomatik** und der hämodynamischen Werte[220h]. Die Wirkung beginnt häufig schon nach der Initialdosis und nimmt im Laufe der ersten Behandlungswochen noch weiter zu, im Gegensatz zu den rasch verpuffenden Effekten der meisten übrigen Vasodilatatoren.

ACE-Hemmer sind auch bei **Patienten, die ohne Erfolg mit konventionellen Vasodilatatoren** behandelt wurden, noch wirksam[113], und neuere Untersuchungen zeigen, daß sie sicher **eher** angezeigt sind, **als eine weitere Steigerung der Diuretikadosis**[29a] (s. S. 42).

Neben der klinischen Besserung erreicht man aber im **Stadium III und IV** auch eine günstigere Beeinflussung der sonst extrem schlechten **Langzeitprognose.** Bei Patienten mit Ruheherzinsuffizienz oder Insuffizienz bei leichter körperlicher Belastung gehört die ACE-Hemmer-Behandlung daher heute zu den gesicherten Standardmaßnahmen. Dabei weist die Abb. 30 (s. S. 109) darauf hin, daß die Behandlung frühzeitig beginnen sollte, denn die 1-Jahresletalität liegt bei Behandlungsbeginn im Stadium IV mit 54 % immer noch erschreckend hoch, während sie bei Therapiebeginn im Stadium III mit 15 % doch erheblich niedriger ist.

Die Diskussion um die Indikation im **Stadium II** ist noch im Fluß (s. S. 105). Inzwischen zeigen vorläufige Ergebnisse einer noch nicht abgeschlossenen Studie (s. S. 33), daß sich mindestens für die sogenannten therapieresistenten Formen im Stadium II auch eine deutliche Besserung der Langzeitprognose erreichen läßt.

Selbst bei linksventrikulärer Dysfunktion nach Infarkt – **Stadium I** – zeigen die ACE-Hemmer günstige Effekte (S. 50).

Die Therapie mit ACE-Hemmern führt zu einem Abfall aller bei Herzinsuffizienz pathologisch erhöhter **Hormonspiegel** (s. Tab. 6, S. 21). An der pathophysiologischen Bedeutung dieser Hormonentgleisungen kann heute kein Zweifel mehr sein (s. S. 20ff.)[220i+m]. Nachgewiesen ist, daß sie zu einer weiteren Verschlechterung der Hämodynamik führen. Darüber hinaus scheinen sie eine wesentliche Rolle bei der Entstehung zahlreicher anderer **Sekundärkomplikationen,** wie unter anderem Rhythmusstörungen, Myokardnekrosen, kardiale Hypertrophie, aber auch verschiedener koronarer Komplikationen (s. Tab. 23, S. 30 u. ✻, IV) zu spielen. Außerdem ist nachgewiesen, daß die ACE-Hemmer bei Patienten mit Herzinsuffizienz zu einer Rückbildung von **Rhythmusstörungen** (s. S. 55) führen und daß sie insbesondere bei mit Diuretika vorbehandelten Patienten einen günstigen Einfluß auf **koronare Komplikationen** nehmen (s. S. ✻, IV). Weiterhin bewirken sie bei **Hypertonikern** (s. d.) eine Tendenz zur Hypertrophieregression und die Rolle des Noradrenalins, aber auch des Renins als **„Hypertrophiehormon"** ist inzwischen gesichert (der einzige Hormonspiegel, der unter ACE-Hemmer-Behandlung ansteigt, ist der Reninspiegel, der gewisse Rückschlüsse auf die Wirksamkeit zuläßt (s. S. 95). (Die Wirkung des Renins ist jedoch blockiert.)

Nachdem die Indikation für die ACE-Hemmer bei Herzinsuffizienz heute weitgehend abgesteckt ist, sind die Besonderheiten dieser **Behandlungsmethode** für den Kliniker – und in groben Zügen aber auch für den Praktiker – ein Thema, mit dem man sich vertraut machen muß.

Das **Wirkprinzip** und der Einfluß der Substanzen auf verschiedene Hormone, Elektrolyte etc. wurden schon auf S. ✻, I besprochen.

Die **pharmakokinetischen Daten** der Substanzen sind relativ übersichtlich und werden auf S. ✻, I besprochen.

Nebenwirkungen treten unter dieser Medikamentengruppe im Vergleich zu den meisten übrigen relativ selten auf. Sie sind ebenfalls im Kapitel über ACE-Hemmer allgemein (s. S. ✻, I) aufgeführt.

Einige Wirkungen und besonders **Nebenwirkungen** der ACE-Hemmer sind aber bei den verschiedenen Indikationen von recht unterschiedlicher Bedeutung und müssen daher hier **für die Herzinsuffizienz speziell** besprochen werden. Das gilt in erster Linie für die Effekte auf den Blutdruck und die Nierenfunktion. Diese Nebenwirkungen sind außerdem in extremem Maß abhängig vom Stadium bzw. dem Schweregrad der Herzinsuffizienz und den damit verbundenen Sekundärkomplikationen.

Die **blutdrucksenkende Wirkung** der ACE-Hemmer – der gewünschte Therapieeffekt bei der Hypertoniebehandlung – kann bei der Therapie der Herzinsuffizienz Schwierigkeiten machen, obwohl die Nachlastsenkung auch hier eines der gewünschten Therapiekonzepte ist. Bei der **beginnenden Herzinsuffizienz spielt diese Nebenwirkung keine wesentliche Rolle.** Selbst für die therapieresistente Herzinsuffizienz im Stadium II liegt die Häufigkeit der symptomatischen Hypotonie bei vorsichtig einschleichender Dosierung bei 3 %[65]. Mit **zunehmendem Schweregrad der Herzinsuffizienz** gewinnt die initiale Hypotonie jedoch eine wesentliche Bedeutung und stellt steigende Anforderungen an den Therapeuten, der sich diesem Problem aber stellen muß, denn die Patienten mit der schwersten Aktivierung des RAA-Systems, die am ehesten zu solchen Komplikationen neigen, sind gleichzeitig die Risikogruppe, die dieser Therapie am meisten bedarf.

Die Einstellung der **Patienten mit stark erhöhtem Risiko** (schwerste Herzinsuffizienz, Salz-, und Wasserdepletion z. B. Exsikkose aufgrund intensiver diuretischer Therapie) erfolgt wegen der sogenannten **„First-dose-Hypotonie"** in der Klinik. Hier hat man in den letzten Jahren besonders auf der Intensivstation gelernt, eine Reihe von **Besonderheiten** zu beachten, die bei **Patienten mit schwerster Herzinsuffizienz (Stadium IV)** wesentlich sind: Dieses Patientenkollektiv zeigt in einem hohen Prozentsatz der Fälle Hinweise auf ein aktiviertes RAA-System (s. Tab. 8–11) und ist – wie oben schon mal ausführlicher besprochen und in der Tab. 27 u. 29 nochmal kurz zusammengefaßt, in verschiedene **Untergruppen** einzuteilen, die sich bezüglich Prognose, therapeutischer Beeinflußbarkeit, insbesondere in bezug auf die Sofortwirkung, aber auch in bezug auf zu erwartende Nebenwirkungen unterscheiden.

Die „High-Renin"-Formen

(Renin-Serumspiegel >6 ng/ml/Std., Natrium-Serumspiegel >130 mval/l) zeigen klinisch häufig eine schlecht tolerierte Herzinsuffizienz[220e] und erfahren schon bei der **Akuttherapie** eine deutliche Besserung der Hämodynamik in unmittelbarem Zusammenhang mit der Abnahme des Angiotensin-II-Serumspiegels (begleitet von einem reaktiven Anstieg des Reninspiegels). Bei diesen Patienten findet man im Rahmen der **Dauertherapie** eine anhaltende Verminderung der Angiotensin-II- und Aldosteronspiegel bei bleibender klinischer Besserung. Der Reninserumspiegel kann mit Rückbildung der Herzinsuffizienz wieder auf die Ausgangswerte ansteigen[220e]. Die „High-Renin"-Patienten profitieren also erheblich von der ACE-Hemmer-Therapie, haben aber gleichzeitig das höchste Risiko bezüglich **Blutdruckabfall** und **Niereninsuffizienz** in der Einstellungsphase.

Die „Low-Renin"-Formen[177, 220e, h, t, v]

(Reninserumspiegel <2 ng/ml/Std., Natriumserumspiegel >137 mval/l) sind das Patientenkollektiv, dessen **Pathophysiologie** – und damit teilweise auch die therapeutische Beeinflußbarkeit – bisher noch am wenigsten geklärt ist. Diese Patienten zeigen – bei gleicher hämodynamischer Einschränkung – klinisch eine deutlich weniger ausgeprägte Beeinträchtigung. Sie sind „besser kompensiert"[220e] und haben eine weniger schlechte Prognose (s. Tab. 9). Ein Teil dieser Patienten zeigt – entgegen früherer Auffassung – nach ACE-Hemmern auch eine Sofortreaktion im Sinne einer Besserung der Hämodynamik und eines reaktiven Anstiegs des Reninserumspiegels[220e]. Als Ursache dieser **Sofortreaktion** in Bezug auf den Wirkungsmechanismus bei den „Low-Renin"-Formen wurden verschiedene Faktoren diskutiert, so z. B. eine lokale Angiotensin-II-Hemmung am Gefäßsystem[220h] – evtl. auch am Herzen (s. S. 59), aber auch Effekte gegenüber anderen Hormonen, wie z. B. Noradrenalin und Vasopressin[220h]. Eine **anhaltende Besserung** der Hämodynamik im Rahmen der Dauertherapie ist bei der „Low-Renin"-Herzinsuffizienz immerhin noch in 50–60 % der Fälle zu erwarten. Dabei zeigen die Responder 2–8 Wochen nach Therapiebeginn einen deutlichen Anstieg des Reninserumspiegels[220e] (∅ 1 → 15 ng/ml/Std.). Auch die Frage nach dem **Wirkungsmechanismus** der ACE-Hemmer im Sinne dieser Langzeiteffekte

Tabelle 28

Häufigkeit und Bedeutung einzelner Untergruppen und Risikokollektive

– auch im Hinblick auf die ACE-Hemmer-Behandlung –
bei therapieresistenter Herzinsuffizienz Stadium III–IV (Tab. 8–11)

erhöhte Noradrenalinspiegel	~ 75%	der Patienten
Hyponatriämie (< 137 mval/l)	~ 60%	
„High-Renin"-Form	~ 25%	
„Intermediate-Renin"-Form	~ 50%	
„Low-Renin"-Form	~ 25%	
Niereninsuffizienz	~ 60%	

1. **Patienten mit Hinweisen auf erhöhte sympathikotone Aktivität** (s. Tab. 8)
   ▶ sind extrem gefährdet
   ● profitieren am meisten von der Therapie mit ACE-Hemmern

2. **Patienten mit erniedrigtem Natriumserumspiegel** (Tab. 9)
   ▶ bzw. erhöhtem Plasmareninspiegel haben eine extrem schlechte Prognose
   ● ACE-Hemmer
   bessern Überlebenszeit bzw. gleichen die Prognose dieser „High-risk-Patienten" den übrigen Patienten an
   Der Natriumserumspiegel ist unter den Bedingungen unbegrenzter Wasserzufuhr bei auf 2 g begrenzter Kochsalzzufuhr ein Maßstab für den Reninspiegel
   Na > 137 mval/l (Normalwert) PRA ~2 ng/ml/Std.
   Na < 137 mval/l (Hyponatriämie) PRA ~10 ng/ml/Std.

3. **Patienten mit „High-Renin"-Herzinsuffizienz** (Tab. 9 u. 10)
   sind mehr oder weniger identisch mit den Patienten mit niedrigem Natriumserumwert. Sie sind extrem gefährdet und profitieren erheblich von der
   ● ACE-Hemmer-Therapie

4. **Patienten mit „Low-Renin"-Herzinsuffizienz** (Tab. 9 u. 10)
   zeigen
   ▶ bei unterschiedlichem Ansprechen auf die Akuttherapie
   ▶ in ~50% der Fälle eine
   deutliche Besserung von
   klinischen Symptomen und hämodynamischen Meßgrößen
   bei therapieresistenten „Low-Renin"-Formen ist gelegentlich Prazosin wirksam

5. **Patienten mit Niereninsuffizienz** (Tab. 11)

normale Nierenfunktion	
Kreatinin < 1,4 mg%	Erfolgsquoten 73% Absetzrate 2%
mäßig eingeschränkte Nierenfunktion	
Kreatinin 1,4 – 2,8 mg%	Erfolgsquoten 59% Absetzrate 8%
stärker eingeschränkte Nierenfunktion	
Kreatinin ≤ 2,8 mg%	Erfolgsquoten 17% Absetzrate 12%

bei den „Low-Renin"-Formen ist noch nicht restlos geklärt, diskutiert werden ein verzögertes Ansprechen des Blutdrucks, sekundär diuretische Wirkung (Aldosteronhemmung oder Verminderung vasoaktiver Hormone wie Noradrenalin oder Vasopressin und vermindertes Ansprechen auf diese Hormone)[220e, f].

Neuere Untersuchungen[220v] zeigen, daß sich die „Low-Renin"-Form offensichtlich häufiger bei **Diabetikern** findet. Die pathophysiologischen Zusammenhänge sind reichlich komplex[220v]. Gesichert ist aber, daß diese Patienten oft eine deutlich ausgeprägtere klinische Besserung zeigen als die Nichtdiabetiker, dabei aber vielfach in der Einstellphase im Vergleich zu den Nichtdiabetikern eine stärkere passagere Verschlechterung der Nierenfunktion in Kauf nehmen, als das Vergleichskollektiv ohne Diabetes. Von klinischer Bedeutung ist noch, daß Captopril-resistente Patienten aus der „Low-Renin"-Gruppe gelegentlich auf Prazosin ansprechen (s. S. 89).

Fassen wir noch einmal die Behandlungsaussichten bei den einzelnen Patientenkollektiven in den verschiedenen Stadien zusammen, so ergibt sich folgendes:

Die **Akutwirkung** im Sinne einer Verbesserung der hämodynamischen Parameter ist bei den Patienten mit am stärksten aktivierten RAA-System – also den **„High-Renin"-Formen** – am intensivsten ausgeprägt[220h]. Darüber hinaus finden sich aber auch bei einem Teil der Patienten mit **normalem Reninspiegel** deutlichere Soforteffekte, als zunächst erwartet wurde[220h].

Die **Langzeitwirkung** der ACE-Hemmer hingegen ist weitgehend unabhängig vom initialen Reninspiegel. Erfolgsquoten sind bei den **„High-Renin"-, „Intermediate"- und „Low-Renin"-Formen gleich**[220h] (s. Tab. 28).

An **weiteren prognostischen Kriterien** in bezug auf das zu erwartende **Ansprechen** von Patienten mit Herzinsuffizienz auf die Behandlung mit ACE-Hemmern wurde kürzlich noch gezeigt, daß der rechtsatriale Füllungsdruck als Zeichen der Volumenüberlastung und der Kreatininwert eine wesentliche Rolle spielen[220l]:

Patienten mit einem Druck im rechten Vorhof (RAP) < 12 mmHg und einem Kreatinin – Serumwert < 1,5 mg%	sprechen in 85 % der Fälle auf ACE-Hemmer an (gegenüber 35 % bei Überschreiten dieser Grenzwerte)

Neben der Einschätzung der Erfolgsaussichten ist es auch wichtig, klare Vorstellungen über die **Nebenwirkungen und deren Bedeutung** zu haben.

Das primäre Problem bei Patienten mit schwerer Herzinsuffizienz ist die **Hypotonie.**

Tabelle 29

Formen der Herzinsuffizienz – therapeutische Beeinflußbarkeit

	„**High-Renin**"-Form	„**Intermediate Renin**"-Form	„**Low-Renin**"-Form
Häufigkeit[220h]			
...% aller Patienten	~25%	~50%	~25%
klinisches Bild[220e]	„gestreßt"		„well-compensated"[220e]
Renin-Serumspiegel[177]	> 6 ng/ml/Std.	2–6 ng/ml/Std.	< 2 ng/ml/Std.
Natrium-Serumspiegel[177]	< 130 mval/l	130–137 mval/l	> 137 mval/l
		Captopril-Wirkung[200e]	
	unmittelbare Besserung hämodynamischer Parameter bei Dauertherapie anhaltend unmittelbarer Angiotensin-II-Spiegelabfall und reaktiver Reninspiegel-anstieg bei Dauertherapie anhaltende Verminderung der Angiotensin-II- und Aldosteronspiegel während der Reninspiegel bei Besserung der Herzinsuffizienz wieder auf Werte wie vor Therapie-beginn ansteigen kann		Responder[200e] 50% / Non-Responder[200e] 50% Initialeffekt unterschiedlich nicht „prädiktiv" initialer Reninserumspiegel-Anstieg nicht prädiktiv nach 2–8 Wochen: Reninserumspiegel: Responder: ansteigend (∅ 1 → 16 ng/ml/Std.) Non-Responder: unverändert
		sonstige therapeutische Beeinflußbarkeit	
			sprechen gelegentlich auf Prazosin an (s. S. 89) bewirkt

Pathophysiologischer Wirkungsmechanismus der ACE-Hemmer[200e]

Reduktion des zirkulierenden
  Angiotensin-II-Spiegels
→ Aufhebung der Angiotensin-II-bedingten
  Vasokonstriktion

unterschiedlich:
manche Patienten zeigen
  trotz normalem Angiotensin-II-Serumspiegel
    eine Angiotensin-II-abhängige
    Vasokonstriktion
manche
  trotz normalem Angiotensin-II-Serumspiegel
  relativ erhöhte Werte im Vergleich zum Natrium-Wert
manche
  lokal bedingte Angiotensin-II-abhängige Vasokonstriktion
manche wahrscheinlich
  Bradykinin-Prostaglandin-abhängige Effekte
Diabetiker[220v] mit
  Herzinsuffizienz, Hypertonie u.
  Niereninsuffizienz
  haben häufig
    niedrige Reninserumwerte
    niedrige Aldosteronserumwerte
    verminderte glomeruläre
      Angiotensin-II-Rezeptoren
zeigen dennoch
  relativ ausgeprägte
    Besserung der Hämodynamik
    stärkeren Gewichtsverlust
      (Natriurese steigt an)
aber häufiger initial eine passagerere
  Verschlechterung der Nierenfunktionswerte

Dabei ist
bei **Captopril**
der Wirkungseintritt nach 5–30 Minuten[330]
das Wirkungsmaximum nach 60–90 Minuten,[290b, 330]
bei **Enalapril**
der Wirkungseintritt nach 1–2 Stunden
das Wirkungsmaximum nach 3–8 Stunden
zu erwarten[290b].

Nach neueren Untersuchungen sind Blutdruckabfälle bei Enalapril häufiger und vor allem länger anhaltend als bei Captopril[220q]. Ein deutliches Absinken des Blutdrucks **in der Einstellungsphase** ist bei fast allen Patienten mit **schwerer Herzinsuffizienz** zu erwarten[220l] und geht bei etwa einem Drittel der Patienten mit klinischen Symptomen einher[220a]. Stärkere Blutdruckabfälle lassen sich bei ausreichender Überwachung im allgemeinen durch Natriumchloridinfusion abfangen. (Nur für Ausnahmefälle sei erwähnt, daß Angiotensin (Hypertensin®, Ciba) das wirksame, aber selten erforderliche Antidot ist.) Meist normalisiert sich der Blutdruck jedoch von selbst nach Hochstellen des Bettfußendes wieder. In Einzelfällen wurden jedoch Komplikationen wie Angina pectoris und apoplektischer Insult, besonders bei Patienten mit vorbestehender Karotisstenose, beobachtet (s. S. ✻, I, Nebenwirkungen).

Engmaschige Blutdruckkontrollen sind daher erforderlich. Es wird aber ausdrücklich darauf hingewiesen, daß **asymptomatische Blutdruckabfälle auch bis zu 80 mmHg systolisch** eine geläufige Begleiterscheinung dieser Therapie und **keineswegs ein Grund dazu sind, die Behandlung abzubrechen.** Insgesamt hat die Häufigkeit von Blutdruckabfällen in letzter Zeit abgenommen, seit man gelernt hat, mit immer kleineren Dosen anzufangen.

Am häufigsten finden sich Blutdruckabfälle nach der 1. Dosis. Nach früheren Erfahrungen mit hohen Dosen bei stark diuretisch vorbehandelten Patienten, können sie jedoch auch Wiederholungsdosen in den **ersten 24–48 Stunden** auftreten[220o]. Gelegentlich können sie – fast immer ausgelöst durch intensive diuretische Therapie – auch im **späteren Verlauf** auftreten[220a].

Das zweite, klinisch wichtige Problem sind die **Zusammenhänge** zwischen **ACE-Hemmern und Niere** (s. Tab. 30), die auf den ersten Blick recht verwirrend erscheinen, letztlich aber doch verständlich sind. Dabei ist im wesentlichen zu unterscheiden zwischen den Einflüssen der ACE-Hemmer auf die Nierenfunktion und dem Einfluß der Niereninsuffizienz auf die Wirksamkeit und Pharmakokinetik der ACE-Hemmer und deren Behandlungsrisiko.

Die **ACE-Hemmer** haben, wie an anderer Stelle (s. S. ✻, IV, Niere) besprochen, in verschiedenen klinischen Situationen eine recht unterschiedliche Wirkung **auf die Nierenfunktion,** die von einer *Nierenprotektion* bis zur *Provokation eines akuten Nierenversagens* reichen kann. Dabei gehören die Herzinsuffizienzpatienten wegen der damit verbundenen renalen Minderdurchblutung in die ge-

Tabelle 30

Relation zwischen Nierenfunktion und ACE-Hemmern bei Herzinsuffizienz

Einfluß der ACE-Hemmer auf die Nierenfunktion

ACE-Hemmer

- ▶ können auf verschiedenen Wegen **zu Nierenfunktionsstörungen führen**
  - **funktionelle Störungen**
    durch Blutdruckabfall
    Angiotensin-II-Entzug
    Natrium-Entzug
  - **toxisch interstitielle Nephritis**
    die nur in früheren Studien mit extremen Dosen von mehr als 300 mg/Tag auftrat[207]

Einfluß der Nierenfunktion auf die ACE-Hemmer

bei **eingeschränkter Nierenfunktion**
findet man

- ▶ verminderte Wirksamkeit der ACE-Hemmer trotz
- ▶ **Kumulation** der Substanz bei verminderter Elimination
- ▶ kein erhöhtes **Risiko** bezüglich einer Verschlechterung der Nierenfunktion[220t]

fährdete Gruppe der Patienten mit **sogenannter Renin-abhängiger Niere.** Außerdem haben Patienten mit Herzinsuffizienz häufig eine **Hyponatriämie** als weiteren Risikofaktor. Nachdem der dadurch bedingte verminderte intraglomeruläre Druck unter physiologischen Umständen durch Renin-Angiotensin-induzierte Kompensationsmechanismen mit einer Erhöhung des Tonus im Vas efferens kompensiert wird, ist verständlich, daß es unter der ACE-Hemmer-Behandlung in der Einstellphase leicht zu einer Verschlechterung der Nierenfunktion kommt[220s]. Da die **initiale Verschlechterung der Nierenfunktion** Angiotensin II abhängig ist, wird auch leicht verständlich, daß diese Verschlechterung der Nierenfunktion unter länger wirksamen ACE-Hemmern zwangsläufig stärker ausgeprägt ist als unter kurz wirksamen[220q], wie in der folgenden Tabelle 31 im Vergleich zwischen Captopril und Enalapril dargestellt ist. Nach der erwähnten Verschlechterung der Nierenfunktion im Rahmen der Einstellphase führt Captopril im Rahmen der **Dauertherapie** zu **unterschiedlichen Effekten** auf die Nierenfunktion. Im allgemeinen kommt es eher zu einer Besserung[52b, 205d]. Bei einigen Patienten wurden jedoch auch deutliche Verschlechterungen gesehen, wobei allerdings kürzlich in der Plazebogruppe der *„Consensus-Studie"* [65] festgestellt wurde, daß offensichtlich die fortschreitende Herzinsuffizienz von sich aus auch mit einer weiteren Verschlechterung der Nierenfunktion einhergeht.

Bei **vorbestehend eingeschränkter Nierenfunktion,** wie man sie bei etwa 30–50 % der Patienten mit Herzinsuffizienz findet[220n], hat sich gezeigt, daß das **Risiko einer Verschlechterung der Nierenfunktion nicht größer** ist als bei Patienten mit normaler Nierenfunktion[220t]. Zu beachten ist aber, daß ACE-Hemmer bei eingeschränkter Nierenfunktion **kumulieren,** dennoch ist ihre **Wirksamkeit abgeschwächt,** weil die Niere an der Vermittlung ihrer Wirkung beteiligt ist, wie unter anderem auch daran zu erkennen ist, daß sie bei Patienten mit Nephrektomie vermindert wirksam sind. Da es bei vielen Patienten mit Herzinsuffizienz im Laufe der Zeit zum Auftreten einer Niereninsuffizienz kommt[220n], ist es wichtig, mit der ACE-Hemmer-Behandlung rechtzeitig, d. h. möglichst vor Auftreten einer Niereninsuffizienz, zu beginnen. Die **Erfolgsquoten** der ACE-Hemmer-Behandlung bei normaler Nierenfunktion sind viermal so hoch wie bei eingeschränkter Nierenfunktion (s. Tab. 28, S. 96). Andererseits zeigt die Tabelle jedoch auch, daß bei mäßig eingeschränkter Nierenfunktion noch bei mehr als der Hälfte der Patienten Besserungen zu erreichen und die Absetzquoten wegen Nebenwirkungen mit 8 % noch annehmbar sind. Die schlechten Erfolge bei stärker eingeschränkter Nierenfunktion sind insofern besonders bedauerlich, als bekannt ist, daß diese Patienten auch sehr schlecht auf Diuretika und konventionelle Vasodilatatoren reagieren[220n].

Ähnlich komplex wie die Wechselwirkungen mit der Niere sind die Verhältnisse im **Elektrolyt- und Wasserhaushalt.** In den meisten Studien wird angegeben, daß sich die Elektrolyte unter ACE-Hemmer-Behandlung normalisieren. Insbesondere steigen anfangs erniedrigte Natrium-, Kalium- und Magnesiumwerte unter Therapie in den Normbereich an[52e] und pathologisch erniedrigte Elektrolytwerte treten unter ACE-Hemmern seltener auf als unter Plazebo[43]. Besonders ausgeprägter Kalium- (und Magnesium-)Mangel findet sich bei Patienten mit der „High-Renin"-Form und bei diesen Patienten zeigt sich nach Beginn der ACE-Hemmer-Therapie auch die am deutlichsten positive Kaliumbilanz[56d].

In der neuen Studie von *Packer*[220q] wurde gefunden, daß es nur unter Enalapril und nur bei Patienten, bei denen eine Verschlechterung der Nierenfunktion auftritt, zu einer positiven Kaliumbilanz kommt. Hingegen führt Captopril zu einer leicht negativen Natriumbilanz mit geringer Gewichtsabnahme, die ihrerseits für die stärkere Wirkung von Captopril auf den ventrikulären Füllungsdruck und die deutlichere Verbesserung des Herzminutenvolumens verantwortlich gemacht wird.

Klinisch wichtig ist, daß eine erhöhte Kaliumzufuhr normalerweise durch vermehrte Aldosteronbildung ausgeglichen wird. Hyperkaliämien treten daher bei normaler Nierenfunktion und normaler Regulation auch bei hoher Kaliumzufuhr kaum auf. ACE-Hemmer vermindern die Aldosteronproduktion. Deshalb kann erhöhte Kaliumzufuhr unter dieser Therapie leichter zur Hyperkaliämie führen. Darin liegt auch der Grund, daß gewöhnlich empfohlen wird, ACE-Hemmer nicht mit kaliumsparenden Diuretika zu kombinieren. Die oben angeführten unterschiedlichen Angaben über den Einfluß der ACE-Hemmer, die die „Elektrolyte normalisieren" oder „nicht beeinflussen", hängen möglicherweise mit den unterschiedlichen Gepflogenheiten in bezug auf die vorausgehende Behandlung zusammen.

Anscheinend ist die „Normalisierung" der Elektrolyte vorwiegend bei Patienten zu beobachten, die bei Behandlungsbeginn, z. B. bei Vorbehandlung mit großen

Tabelle 31

Einfluß der ACE-Hemmer-Dauertherapie auf Nierenfunktion, Elektrolyte und andere Parameter (nach *Packer*[220q])

	Herzinsuffizienz Ausgangs- wert	Captopril 3 × 50 mg/Tag	Herzinsuffizienz Ausgangs- wert	Enalapril 2 × 20 mg/Tag	
Na (mmol/l)	137	136	136	136	
K (mmol/l)	4,3	4,3	4,1	4,6	<0,01
Harnstoff (mg%)	30	40	26	48	
Kreatinin (mg%)	1,4	1,5	1,3	1,7	
Renin (ng/ml/Std.)	3,6	3,45	5,6	14,5	<0,02
Kreat. Clearance (ml/min)	49	55	54	44	<0,05
Na im Urin (mval)	60	93	51	71	
K im Urin (mval)	67	60	70	50	
Gewicht (kg)	66	65	65	66	

Dosen nicht Kalium-Magnesium-sparender Diuretika, ausgeprägte Defizite zeigten. Prinzipiell können aber unter der Therapie mit ACE-Hemmern – mit und ohne gleichzeitige Behandlung mit verschiedenen Diuretika und/oder gleichzeitiger Elektrolytsubstitution – sowohl **Hyperkaliämien**[139, 220p, 267] als auch **Hypokaliämien**[139, 220p, 267] auftreten. Auf den Entstehungsmechanismus der Hyperkaliämie gleichzeitiger Behandlung mit ACE-Hemmer und kaliumsparenden Diuretika oder Kaliumsubstitution wurde schon eingegangen. Hypokaliämien werden nicht durch ACE-Hemmer bedingt, zeigen aber, daß diese die Kaliumverluste unter hohen Dosen von Diuretika nicht immer voll kompensieren können. Eine **Überwachung der Elektrolyte** ist daher insbesondere **in der Einstellungsphase** erforderlich.

Nach den bisher vorliegenden Erfahrungen neigen Patienten, die wegen schwerer Herzinsuffizienz mit ACE-Hemmern behandelt werden – wahrscheinlich wegen der häufigeren Beeinträchtigung der Nierenfunktion – mehr zu Elektrolytstörungen als Patienten mit Hypertonie.

Auch die gleichzeitige Behandlung mit nicht steroidalen Antiphlogistika (s. S. *, I) prädisponiert zu solchen Störungen[139].

Behandlungsstrategien in den einzelnen Stadien (Tab. 32)

Die Erkenntnis der erschütternd hohen Letalität der Patienten mit Herzinsuffizienz hat zunächst zu ausgiebigen Studien bei Patienten mit **therapieresistenten Formen im fortgeschrittenen Erkrankungsstadium** geführt, während die Frage nach den sinnvollsten Maßnahmen in der **Frühphase** erst in allerletzter Zeit ausführlicher untersucht wurde.

Aus diesem Grund sei das vorliegende Kapitel **„am Schwanz aufgezäumt"** und mit den Maßnahmen bei schweren Formen begonnen.

Dabei ist noch einmal darauf hinzuweisen, daß der Begriff **therapieresistente Herzinsuffizienz** (s. S. 17) nicht auf die Fälle rasch fortschreitender Verschlechterung zu beschränken ist.

Weiterhin sei noch mal dran erinnert, daß sich der Einfluß der Therapie, insbesondere der ACE-Hemmer im Stadium III, noch deutlich günstiger auf die Prognose auswirkt als im Stadium IV (s. 29ff. u. Abb. 30).

Therapieresistente Herzinsuffizienz Stadium III und IV

Die Behandlung dieser Patienten ist im wesentlichen ein **Problem der Intensivstation.** Das gilt mindestens für bestimmte **Unterkollektive** (s. Tab. 8–11 und Tab. 28), die heute unterschieden werden müssen.

Die wesentlichen therapeutischen Gesichtspunkte sind – neben körperlicher Schonung –

- **Natrium-Beschränkung** auf
  2 g/Tag oder
  34 mval Natrium/Tag (s. S. 110)
- **Diuretika**
  unter strenger Beachtung von Nebenwirkungen (s. S. 73)
  und Interferenzen (s. S. *, I)
- **Digitalisglykoside**
  unter Berücksichtigung von
  Nebenwirkungen und Interferenzen (s. S. 74)

In bezug auf ergänzende Maßnahmen ist nachgewiesen,
daß

- eine **Steigerung der Diuretikadosis**
  über die üblichen Dosen hinaus
  zwar momentan effektiver sein kann, aber
  mehr Nebenwirkungen hat als
  - die Kombination mit ACE-Hemmern (s. S. 42)

- **ACE-Hemmer**
  - noch wirksam sind, wenn direkte Vasodilatatoren versagen
  - im direkten Vergleich bei Dauerbehandlung wesentlich effektiver sind als direkte Vasodilatatoren

- **Sympathikomimetika**
  - welche auch immer s. S. 84 –
  - ▶ bei der Akuttherapie schwerster Fälle durchaus ihre Bedeutung haben
    aber
  - ▶ wegen Nebenwirkungen und teilweise dubiöser Effekte im Rahmen der Langzeittherapie

  der Intensivstation vorbehalten sind. Das gilt auch für die intermittierende Langzeitbehandlung mit solchen Stoffen, die besonderer Erfahrung bedarf.

Therapieresistente Herzinsuffizienz Stadium II und III

Für diese Phasen ist bei Patienten, die mit Digitalis und Diuretika nicht beschwerdefrei sind, nachgewiesen, daß die **Langzeitüberlebenschancen durch**

- die Kombination von

  Isosorbid-dinitrat } 160 mg/Tag
  Hydralazin* } 300 mg/Tag

oder

- **ACE-Hemmer**

günstig zu beeinflussen ist.

Die Frage, welche Maßnahme wirksamer ist, bleibt offen, bis die derzeit laufende große Vergleichsstudie[61c] zwischen beiden Verfahren abgeschlossen ist.

Inzwischen wird die Meinung vertreten [z. B. 220u], daß nach allen bekannten Daten über Wirkungsmechanismus, Nebenwirkungen und Erfolgsquoten

- **die ACE-Hemmer**
  wahrscheinlich die bessere – wenn auch teurere – Wahl sind.

Stadium I und II

Obwohl angesichts der schlechten Prognose der fortgeschrittenen Herzinsuffizienz kein Zweifel mehr daran bestehen kann, daß man schon im Frühstadium

---

* Hydralazin ist in Deutschland nicht im Handel, wird aber – in einer Dosisrelation von Hydralazin-Dihydralazin von 1:0,5–0,7 – für wirkungsanalog gehalten[91].

versuchen sollte, die Weichen richtig zu stellen, ist die Frage nach der optimalen Therapie der Herzinsuffizienz im Anfangsstadium immer noch das am **wenigsten gelöste Problem.**

Die meisten Autoren empfehlen weiterhin die **Monotherapie mit Diuretika,** die zu einer eindrucksvollen Besserung der Symptome führen. Andere[150c] weisen darauf hin, daß die Verschlechterung der Herzinsuffizienz im Spätstadium, die bislang vielfach einer Progression der Grundkrankheit zugeschrieben wurde, nachgewiesenermaßen häufig, zumindest teilweise, unmittelbare Folge der Diuretikabehandlung ist, und die Frage, warum die schwere Herzinsuffizienz in den letzten Jahren – zumindest in USA – ständig zugenommen hat, steht im Raum.

Die **Digitalisglykoside,** für die sich in letzter Zeit die Meinung durchgesetzt hat, daß sie bei der Initialtherapie keine wesentliche Bedeutung hätten, werden aufgrund der oben angeführten Daten wieder aufs neue als Medikamente erster Wahl diskutiert[191].

Die vorliegenden Erfahrungen über den Einfluß der verschiedenen Therapiemaßnahmen auf **Symptome und Pathophysiologie im Frühstadium** der Herzinsuffizienz wurden oben (s. S. 40) schon besprochen. Die wichtigsten sind nochmal kurz in der Tabelle 32 zusammengefaßt.

Leider fehlen bisher jegliche systematische Studien über den Einfluß der gängigen Therapiemaßnahmen bei frühem Behandlungsbeginn auf die **Langzeitprognose.**

(Die oben angeführte Studie über ACE-Hemmer im Stadium II bezieht sich auf *therapieresistente* Patienten im Stadium II.)

Auch die **Pathophysiologie** und die Frage nach dem Einfluß verschiedener Behandlungsprinzipien auf diese Vorgänge ist für die beginnende Herzinsuffizienz wesentlich weniger untersucht als für die therapieresistenten Formen im Stadium III und IV. Einige interessante Daten liegen aber doch auch für die Frühstadien vor (s. S. 40).

Danach muß man davon ausgehen, daß Anstiege des **Noradrenalinserumspiegels** zunächst nur unter Belastung das erste faßbare Phänomen im Hormon-Elektrolyt-Haushalt sind. Eine **Aktivierung des RAA-Systems** vor Behandlungsbeginn scheint nur bei einem Teil der Patienten zu bestehen. Erhebliche Veränderungen dieser Art treten aber auf, sobald mit der **Diuretikabehandlung** begonnen wird. **Digitalisglykoside** bewirken – teilweise über eine Besserung der Herzinsuffizienz – eine Abnahme der Noradrenalinspiegel. **ACE-Hemmer** zeigen denselben Effekt und normalisieren darüber hinaus die Entgleisung des RAA-Systems. Deshalb wird neuerdings empfohlen[220l], schon im Frühstadium mit der kombinierten Therapie von Diuretika und ACE-Hemmern zu beginnen, zumal sich immer mehr herausstellt, daß Hormone und Elektrolyte – wie schon erwähnt – bei der Entstehung von Myokardschäden wie Nekrosen und später Hypertrophie, aber auch im Zusammenhang mit Rhythmusstörungen und plötzlichem Herztod eine weit größere Rolle spielen, als bisher angenommen wurde[220i + m].

Tabelle 32

Wirksamkeit der **Behandlungsmaßnahmen** bei

beginnender Herzinsuffizienz

– Ergebnisse der bisherigen Studien (s. a. S. 40 ff.) –

▶ **unbehandelte Herzinsuffizienz**[22b]
Noradrenalin in Ruhe und bei Belastung erhöht
Renin und **Aldosteron** meist normal
● unter **Diuretika**
Noradrenalin
Ruhewert normalisiert sich
Belastungswerte bleiben erhöht
Renin- und Aldosteron-Werte
steigen jetzt

▶ **mittelschwere Herzinsuffizienz trotz Diuretika**[29a+c, 70]
Vergleich zwischen
Steigerung der Diuretikadosis und **zusätzlicher ACE-Hemmer-Therapie**
● erhöhte Diuretikadosen
zeigen eine eindrucksvolle Besserung der klinischen Symptomatik[70]
aktivieren aber das RAAS
● ACE-Hemmer
zeigen auf die Dauer die bessere (physiologischere) Wirkung[29a+c]

▶ **mittelschwere Herzinsuffizienz trotz Diuretika**[4b]
Vergleich zusätzlicher Therapie mit
Digoxin oder ACE-Hemmern
▶ beide normalisieren Adrenalin, Noradrenalin und Aldosteronspiegel
▶ Wirksamkeit
nach einer kleinen Studie[4b] gleich
in der Captopril-Digoxin-Multicenter Studie[44c]
für Captopril besser

▶ **leichte bis mittelschwere Herzinsuffizienz trotz Digitalis (und teilweise auch Diuretika)**[191]
● Captopril – Plazebo
Kommentar der Autoren: „Digitalisglykoside sind das erste Medikament bei Herzinsuffizienz und Diuretika durch ACE-Hemmer ersetzbar“

Weitere große Studien müssen zeigen, ob diese neue Strategie zu einer Verbesserung der **Langzeitprognose** führt und wann der gegebene **Zeitpunkt für den Beginn der Glykosidbehandlung** anzusetzen ist.

Nebenwirkungen sind unter ACE-Hemmern bei frühem Behandlungsbeginn sehr selten und sicher kein Argument gegen eine solche Therapie.
Was die **Preise** betrifft, so dürften die Unterschiede gegenüber herkömmlichen Medikamenten keine Rolle spielen, wenn man berücksichtigt, daß unter ACE-Hemmerbehandlung seltener stationäre Behandlung erforderlich wird (s. Tab. 16) und daß z. B. die vorzeitige Berentung eines 50jährigen wegen Herzinfarkt mit Kosten von über 100 000 DM veranschlagt wird[16].

Vorerst bleibt freilich nachzuweisen, ob die ACE-Hemmer nur theoretisch das beste Konzept sind, oder ob sie tatsächlich eine signifikante Wende der derzeit recht wenig erfolgreichen Therapie der Herzinsuffizienz mit sich bringen.

Stadium I nach Herzinfarkt (s. S. 50)

Multi-therapieresistente Herzinsuffizienz[150d]

– Digitalis – Diuretika – ACE-Hemmer – Captopril-resistente Form –

Auf die Frage, mit welchen Maßnahmen Patienten mit einer unter Digitalis, Diuretika und Captopril weiterhin unbefriedigend eingestellten oder progredienten Herzinsuffizienz noch weiter zu helfen ist, gibt es wenig befriedigende Antworten.

Für die **Akuttherapie** sind die oben erwähnten positiv inotropen Substanzen (s. S. 81) hilfreich. In gelegentlichen Ausnahmefällen hat sich auch die intermittierende intravenöse Therapie mit diesen Substanzen meist 1- oder 2mal pro Woche auf der Intensivstation oder unter Telemetrieüberwachung bewährt. Die orale Dauertherapie hingegen hat enttäuscht (s. S. 85).

Ibopamin (s. S. 85)
Das gilt auch für Ibopamin (s. S. 85), mit dem bei 5 von 6 Patienten eine Verschlechterung mit Zunahme von Dyspnoe und Rhythmusstörungen, und nur bei einem eine Besserung, erreicht werden konnte[193b].

Mit einigen weiteren Ergänzungsmöglichkeiten gibt es nur begrenzte Erfahrungen:

Spironolacton
Mit einer zusätzlich zu Digitalis, Diuretika und Captopril verabreichten Spironolactontherapie läßt sich nach den Erfahrungen von *Ikram*[150a] gelegentlich bei therapieresistenten Patienten eine erhebliche Besserung der Diurese erzielen. Dabei muß allerdings häufig eine Verschlechterung der Nierenfunktion mit Anstieg der harnpflichtigen Substanzen und des Kaliums in Kauf genommen werden, um die Patienten in erträglichem und einigermaßen ödemfreiem Zustand zu halten[150a].

Prazosin (s. S. 89)
Mit dieser Substanz wurden gelegentlich Erfolge bei anderweitig therapieresistenten Patienten berichtet[171, 205d], wobei die Besserung der hämodynamischen Situation mit einer Abnahme des Vasopressin- und Adrenalinspiegels einhergeht[205d].

Herztransplantation
Für anhaltend therapieresistente Patienten muß heute rechtzeitig an die Möglichkeit der Transplantation gedacht werden.

Durchführung der Behandlung (Tab. 32, Abb. 30, 31)

Die Therapie von Patienten mit Herzinsuffizienz erfolgt – je nach Schweregrad und Stadium – teils ambulant und teils stationär.

Für die niedergelassenen Kollegen ist wichtig, daß sich auch für die **Basistherapie** manche neue Gesichtspunkte ergeben haben und daß die Behandlung in der Frühphase wahrscheinlich einen größeren Einfluß auf den Verlauf hat, als bisher angenommen wurde, wobei allerdings die Frage nach einer optimalen Behandlung der **beginnenden Herzinsuffizienz** (S. ✻) noch das am wenigsten gelöste Problem ist. **Therapieresistente Patienten** (im Sinne der heutigen Definition, s. S. 105) sollen wegen der sehr schlechten Prognose *rechtzeitig* (s. Abb. 30) – und gegebenenfalls stationär – eingestellt werden.

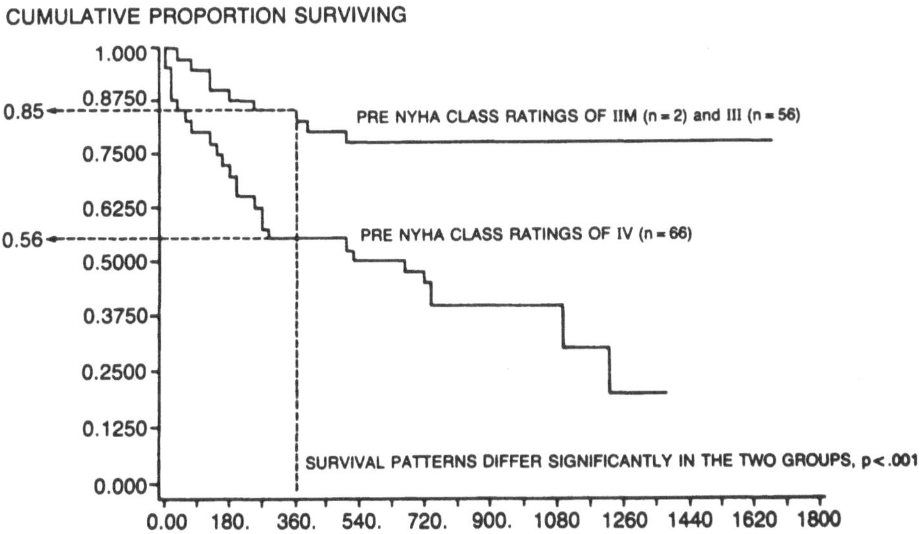

Cumulative survival rate in relation to pretreatment NYHA clinical class in patients with congestive heart failure treated with captopril and conventional therapy

Abb. 30
Überlebensraten der Patienten mit Herzinsuffizienz **Stadium III und IV** unter Behandlung mit ACE-Hemmern
Beachte, daß die Überlebenschancen im Stadium III schon erheblich eingeschränkt, im Stadium IV aber extrem schlecht sind.
(aus *Chatterjee*[52b])

Basismaßnahmen

Bei den Basismaßnahmen hat sich in bezug auf die Notwendigkeit von **körperlicher Schonung** und Kochsalzbeschränkung nichts geändert.

Hingegen bedeutet die Erkenntnis, daß eine **Flüssigkeitsbeschränkung** unter diesen Umständen **nicht mehr erforderlich** ist, für die Patienten eine wesentliche Erleichterung, weil die Patienten mit schwerer Herzinsuffizienz bisher vielfach mindestens ebenso sehr unter dem **Durst** wie unter den Symptomen der Herzinsuffizienz gelitten haben.

Kochsalzzufuhr

In bezug auf die Kochsalzzufuhr gilt eine
- **Natriumbeschränkung** von
  - 2 g NaCl/Tag entsprechend
    - 34(!) mval Natrium/Tag weiterhin als erforderlich.
  - Bei **oraler** Ernährung entsprechen
    - 2 g NaCl der minimal möglichen Menge, die nur erreicht
      - wird, wenn alle stärker salzigen Grundnahrungsmittel vermieden werden und jedes Zusalzen auch beim Kochen unterbleibt.
  - Bei **parenteraler** Ernährung
    - sind Spezialprogramme, z. B.
      - gesonderte Zufuhr von Kohlehydraten und Aminosäurelösungen nötig, weil in allen
    - üblichen Lösungen der Gehalt von
      - 34 mval Natrium/Tag *bei weitem*
    - überschritten ist.

Flüssigkeitszufuhr

Auch für die Patienten mit schwerster Herzinsuffizienz wird heute – unter Beachtung der Kochsalzbeschränkung und Therapie mit ACE-Hemmern – der
- freie Zugang zu Flüssigkeit
  empfohlen[177, 220f]

Wasser-Elektrolyt-Haushalt

In bezug auf die Verhältnisse im Wasser-Elektrolyt-Haushalt bei schwerer Herzinsuffizienz gab es in den letzten Jahren einige wesentliche neue Gesichtspunkte[177, 220f]:
Die **Einhaltung der Natriumbeschränkung** läßt sich anhand der Natriumausscheidung im Urin kontrollieren.
Eine Ausscheidung von
  $<$86 mval/Tag gilt
    – auch unter diuretischer Therapie
als Kriterium für eine diesbezügliche Compliance.

Hingegen ist ein **niedriger Natriumserumspiegel** heute *nicht* mehr als Zeichen einer optimalen Therapie mit Kochsalzbeschränkung und Diuretika anzusehen. Vielmehr weiß man inzwischen[177], daß Hyponatriämie bei Herzinsuffizienz (s. a. S. *, I und S. 26ff. und Tab. 9 und 10) Indikator einer extrem schlechten Prognose ist.
In bezug auf den Entstehungsmechanismus dieser **ominösen Verdünnungsnatriämie** (s. a. S. *, I) ist bekannt, daß man sie besonders bei Patienten mit hohem Reninspiegel findet[177, 220f], und daß sie durch hohe Angiotensin-II-Spiegel, die zu einer Reizung des Durstzentrums führen und durch eine inadequate (nicht osmolar bedingte), vermehrte Vasopressinausschüttung, sowie eine erhöhte renale Empfindlichkeit gegenüber Vasopressin[220f] zustande kommt. Sie beruht also teilweise auf einer vermehrten Flüssigkeitseinfuhr, teilweise auf einer verminderten Fähigkeit der Niere zur Elimination freien Wassers[220i].

Ausgiebige Untersuchungen der letzten Jahre haben gezeigt, daß die **Verdünnungshyponatriämie resistent ist gegenüber den verschiedensten Behandlungsmaßnahmen** wie

Wasserbeschränkung,
Vasodilatatoren,
Kaliumsubstitution und vielen anderen[220f]

Hingegen zeigen die Erfahrungen mit den **ACE-Hemmern,** daß es unter dieser Behandlung im Laufe von 14 Tagen zu einer allmählichen Normalisierung der Natriumserumkonzentration kommt (s. Abb. 31).

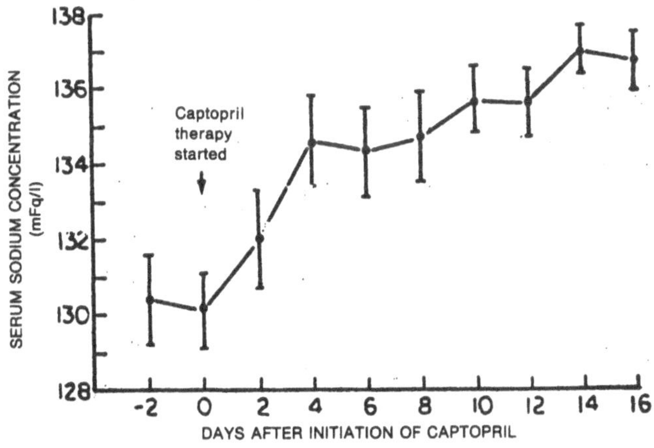

Abb. 31
Rückbildung der **Verdünnungshyponatriämie** unter **Captopril**
(aus *Packer* [220f])

Time course of changes in serum sodium concentration in 12 patients with hyponatremia. Serum sodium concentration was measured every 48 hours before and during captopril therapy. Data are presented as mean ± SE

Im Hinblick auf den diesbezüglichen Wirkungsmechanismus von Captopril ist unter anderem bekannt, daß es neben der Verminderung des Angiotensin-II-Spiegels zu einer kurzfristigen, aber nicht anhaltenden Verminderung des Vasopressinspiegels kommt[286]. Darüber hinaus wird aber die Vasopressinwirkung an der Niere über verschiedene Mechanismen (Bradykinine, Prostaglandine und andere) abgeschwächt[220f].

Digitalisbehandlung (s. a. S. 74)

Die Behandlung mit Digitalisglykosiden gilt nach derzeitiger Ansicht für die **Stadien III und IV** als weiterhin obligat (s. S. 74).

In den **Frühstadien** bzw. bei „leichten Formen" wurde in den letzten Jahren überwiegend die alleinige Behandlung mit Diuretika empfohlen. Inzwischen sprechen neuere Ergebnisse (s. S. 45) wieder dafür, daß die frühere Digitalisierung möglicherweise doch Vorteile gegenüber der alleinigen Diuretikatherapie hat.

An neueren Gesichtspunkten im Rahmen der Digitalisbehandlung sei an die Möglichkeit der Therapieüberwachung anhand des Erythrozytennatriums erinnert.

Klinisch wichtig ist – wie schon erwähnt – sich immer über die extreme Elektrolytabhängigkeit der Digitalistoleranz im klaren zu sein. Daß Kaliummangel das Auftreten „digitalisbedingter" Rhythmusstörungen fördert, ist seit langem bekannt. Inzwischen ist erwiesen, daß Magnesiummangel – trotz normaler Magnesiumserumspiegel – dazu führt, daß unter therapeutischen Digitalisdosen und therapeutischen Digitalisspiegeln „digitalisbedingte" Rhythmusstörungen auftreten, die unter Magnesiumsubstitution prompt verschwinden[60]. Diese sekundären Rhythmusstörungen wurden an anderer Stelle ausführlich besprochen[282e]. Rhythmusstörungen unter Digitalisglykosiden bei Elektrolytstörungen gelten heute als eine der wesentlichen Ursachen der plötzlichen Herztodesfälle bei Patienten mit Herzinsuffizienz[220i + m].

Diuretika (s. a. S. 73)

Die Ansichten über die Bedeutung der Diuretika als **Monotherapie** bei Herzinsuffizienz sind ins Wanken geraten (s. S. 41ff. und S. 73).

Werden Diuretika allein eingesetzt, so sollen – sofern keine Niereninsuffizienz besteht – Kombinationspräparate (mit Kalium-Magnesium-sparender Komponente) angewandt werden. Die **„begleitende Kaliumsubstitution"** bei nicht kaliumsparenden Diuretika ist ineffektiv (s. S. ✻, I).

Bei **Kombination von Diuretika mit ACE-Hemmern** sollen im allgemeinen nichtkaliumsparende Diuretika verwendet werden, weil ACE-Hemmer durch eine Verhinderung des Hyperaldosteronismus Kalium- und Magnesiumverlusten entgegen wirken. Bei hoher Kaliumzufuhr oder gleichzeitiger Gabe von Kalium-Magnesium-sparenden Diuretika kann es daher zu Hyperkaliämie kommen[220p] (s. S. 102). Nach Absetzen von ACE-Hemmern wurde auch in Einzelfällen – bei fortgesetzter Therapie mit nichtkaliumsparenden Diuretika – bedrohliche Hypokaliämien mit der Notwendigkeit zur Reanimation beobachtet[220n].

Elektrolythaushalt (s. a. S. 79 u. ✻, I)

Kalium- und Magnesiummangel spielen nicht nur bei digitalisierten Patienten eine größere Rolle als bisher angenommen wurde. Inzwischen weiß man auch, daß es unter Streßbedingungen durch Anstieg der **Katecholamine** zu – flüchtigen und daher schlecht faßbaren – aber **extremen Abfällen der Serumelektrolyte** kommen kann, die eine der Ursachen von Rhythmusstörungen und **plötzlichem Herztod** sind[282e]. Neben Rhythmusstörungen sind **Myokardnekrosen, Myokardhypertrophie, koronare Komplikationen** und andere Störungen die inzwischen nachgewiesenen Folgen von Elektrolytdefiziten (s. S. ✻, I).

Die von vielen lange angezweifelte Rolle der **Elektrolyte** in diesem Zusammenhang wurde auch durch eine kürzlich veröffentlichte Untersuchung bestätigt, die – für manche überraschend – zeigte, daß allein die Zugabe von Kalium und Magnesium bei Patienten mit Hypertonie und Herzinsuffizienz nicht nur zur **Rückbildung der Rhythmusstörungen,** sondern auch zu einer **erheblichen Besserung der NYHA-Klassen** führt[320] (s. Abb. 16–18).

Einstellung auf ACE-Hemmer

ACE-Hemmer sind eine Medikamentengruppe mit relativ niedriger Nebenwirkungsrate.

Das Hauptproblem bei der Behandlung der Herzinsuffizienz sind, wie schon erwähnt, Blutdruckabfälle, teilweise mit konsekutiver Verschlechterung der Nierenfunktion.

Captopril scheint nach allen bisher vorliegenden Untersuchungen bei Herzinsuffizienz auch in dieser Hinsicht besser geeignet zu sein als Enalapril.

Das Risiko der Hypotonie ist bei Patienten mit **beginnender Herzinsuffizienz** minimal (weniger als 3 %)[65].

Bei Patienten mit **schwerer Herzinsuffizienz** ist eine stationäre Einstellung unter Berücksichtigung der oben angeführten Besonderheiten für einzelne Untergruppen (s. S. 95 u. Tab. 28) angezeigt.

Risikopatienten bezüglich Hypotonie – und Niereninsuffizienz – sind solche mit

- **Hyponatriämie**
  (90 % aller Patienten mit Blutdruckabfall haben eine vorbestehende Hyponatriämie)
- **vorausgehender starker Diurese**
  auch bei normalem Natriumserumwert.

Bei diesen Patienten sollen **Diuretika** reduziert oder – sofern möglich – 24 bis 72 Stunden[220o] nach anderen Angaben[330] 12–24 Std. vor Beginn der ACE-Hemmer-Therapie pausiert und später wieder einschleichend angesetzt werden[220o].

Außerdem sollte die **Anfangsdosis** von Captopril um so niedriger gewählt werden, je höher das Risiko des Patienten ist.

Bei **schwerer Herzinsuffizienz** wird
gewöhnlich mit
- 3,125 mg Captopril begonnen,

bei **kardiogenem Schock,** der bisher noch nicht zu den gesicherten Indikationen gehört – nach den bisherigen und noch begrenzten Erfahrungen (s. S. ✱, IV) – sogar mit
~ 1 mg (Die Tabletten lassen sich in Wasser lösen, dabei geht Captopril voll in Lösung. Die entstehenden „Flocken" sind durch Tablettenfüllstoffe bedingt[108].)

Der Einsatz von ACE-Hemmern bei kardiogenem Schock wird bis zum Vorliegen weiterer Studien von den Herstellern nicht empfohlen.

Exakte Blutdrucküberwachung ist vom Wirkungsbeginn bis zum Wirkungsmaximum, also bei
Captopril
~ ¼ Std.–4 Std. nach Einnahme
erforderlich.

Ein **Blutdruckabfall** ist bei den meisten Patienten mit schwerer Herzinsuffizienz zu erwarten. Bei einem Drittel dieser Patienten werden Schwindel und Sehstörungen[220] und gelegentlich auch andere Komplikationen (s. S. ✱, I) beobachtet. Bei einem Teil der Patienten (15 %) bilden sich die Erscheinungen allein nach **Reduktion der Diuretikadosis** zurück[220].

Die im allgemeinen rasch wirksamen **Gegenmaßnahmen** sind:
- Hochstellen des Bettfußendes
- Natriumchloridinfusionen
- notfalls Angiotensin II (Hypertensin® Ciba) (s. S. 100)

Asymptomatische Blutdrucksenkungen bis 80 mmHg systolisch sind kein Grund, ACE-Hemmer bei Patienten mit schwerer Herzinsuffizienz **abzusetzen,** wenn sie sich unter Behandlung besser fühlen[220].
Neben dem Blutdruckabfall ist die Entwicklung einer **Niereninsuffizienz,** die von einem Anstieg der harnpflichtigen Substanzen bis zum kompletten Nierenversagen gehen kann, die wichtigste Komplikation, auf die bei der Einstellung von Patienten mit schwerer Herzinsuffizienz auf ACE-Hemmer geachtet werden muß. In bezug auf ihren Entstehungsmechanismus gehört sie – wie ebenfalls schon besprochen – ähnlich wie die Nierenarterienstenose – in den Formenkreis der **Renin-abhängigen Niere** (s. S. 100f u. S. ✱, IV). Die üblichen Risikofaktoren, die zu dieser Komplikation prädisponieren, sind also
Hypotonie und
Hyponatriämie.
Eine **Hypotonie** ist in der Einstellungsphase bei Patienten mit schwerer Herzinsuffizienz meist nicht zu vermeiden.

Die eminente Bedeutung des **Natriums** in dieser Situation wird aus neueren Untersuchungen klar, die zeigen, daß sich das Auftreten eines Nierenversagens selbst bei Patienten mit Nierenarterienstenose bei Einzelniere, durch vorherige Natriumsubstitution verhindern läßt[10].

In bezug auf **weitere Risikofaktoren** weiß man, daß eine **Niereninsuffizienz** häufiger zu erwarten ist, bei Patienten mit Herzinsuffizienz und

gleichzeitigem **Diabetes** (69 % versus 33 %)
Hyponatriämie (s. o.) (60 % versus 28 %)
Enalapril versus Captopril (60 % versus 28 %)
[220l]

Die wichtigsten **prophylaktischen Maßnahmen** zur Verhinderung eines Nierenversagens sind daher[220l]

- Pausieren der Diuretika (24–72 Stunden)

Die wichtigsten Maßnahmen zur Therapie bei beginnendem akuten Nierenversagen

- Kochsalzsubstitution
- Diuretika reduzieren oder pausieren (!), nicht etwa erhöhen! [220e]

in weniger dringenden Fällen

- kurzzeitige Auflockerung der Kochsalzbeschränkung
- Reduzieren der Diuretika

Die Niereninsuffizienz bei der Behandlung der Herzinsuffizienz ist im allgemeinen ein Problem der initialen Einstellung, später bessert sich die Nierenfunktion meist wieder (s. S. 101).

Neben Hypotonie und Niereninsuffizienz ist auf **Störungen der Elektrolyte** zu achten, die meist durch inadäquate Begleittherapie zustande kommen (s. S. 102).

Schließlich sind bei Durchführung der ACE-Hemmer-Therapie noch einige weitere Gesichtspunkte zu beachten:

Bei Patienten mit schwerer Herzinsuffizienz sollen ACE-Hemmer nicht allein, sondern in **Kombination mit Diuretika** verabreicht werden:

Beim Ersatz der Diuretika durch ACE-Hemmer wurden bei Patienten mit **Zustand nach Lungenödem Rezidive** beobachtet[246a].

Zur Kombination mit ACE-Hemmern sind wegen deren suprimierender Wirkung auf die Aldosteronproduktion im allgemeinen nicht-kaliumsparende **Diuretika** besser geeignet als kaliumsparende.

Zur Kombination der ACE-Hemmer mit **Digitalis**glykosiden ist bekannt, daß sie zu einem minimalen – klinisch nicht relevanten – Anstieg der Digoxinspiegel führt[56f].

Die Therapie mit **nicht steroidalen Antirheumatika** kann bei Patienten mit schwerer Herzinsuffizienz – besonders bei gleichzeitiger Hyponatriämie – zu einer Verschlechterung der Nierenfunktion führen. Das gilt für Patienten **ohne sonstige spezielle Therapie**[43b], aber auch für solche unter Behandlung mit **ACE-Hem-**

mern. (Die Ursache besteht in einer Verminderung der Wirkung renaler Prostaglandine, die an der Aufrechterhaltung der Nierendurchblutung beteiligt sind[43b].)

Zusammenfassend
ist die Behandlung mit ACE-Hemmern eine sehr wirkungsvolle Maßnahme, die den Patienten aber nur in vollem Umfang zugute kommt, wenn die Ärzte **lernen, sie adäquat in ihr Behandlungskonzept einzubauen** und sie – besonders bei **Risikopatienten** – mit entsprechender **Sorgfalt** durchzuführen.

Als **häufigster Fehler** bei der Behandlung der schweren Herzinsuffizienz gilt das derzeit häufig geübte Verfahren, „Risikopatienten" schon primär von der Therapie auszuschließen oder sie spätestens beim Auftreten von Blutdruckabfall oder Verschlechterung der Nierenfunktion vorzeitig als „refraktär oder intolerant" zu erklären[220o].

Gerade die **Patienten mit dem höchsten Risiko profitieren am meisten von der Therapie.**

Hinweise für Sonderformen

Herzinsuffizienz bei Klappenvitien
Indikation zur Operation beachten!

Klappeninsuffizienz
Nachlastsenkung sehr effektiv, bringt über eine Verminderung der Regurgitationsfraktion einen ausgeprägten Anstieg des Herzminutenvolumens.

Akuttherapie
konventionelle Vasodilatatoren effektiv[40c, 52f]
ACE-Hemmer effektiv [324]

Dauertherapie
ACE-Hemmer effektiv [324]

Klappenstenosen
Nachlastsenker nicht angezeigt

Herzinsuffizienz bei koronarer Herzkrankheit
s. S. ✻, IV

Herzinsuffizienz bei Diabetes
häufig „Low-Renin-Low-Aldosteron-Form" mit gutem Ansprechen auf ACE-Hemmer, die gleichzeitig einen günstigen Effekt auf die diabetischen Nierenschäden (s. S. ✻, IV) haben.

Literatur

A

[1] Ader, R., Chatterjee, K., Ports, T., Brundage, B., Hiramatsu, B., Parmley, W.:
Immediate and sustained hemodynamic and clinical improvement in chronic heart failure by an oral angiotensin-converting enzyme inhibitor.
Circulation **61/5:** 931–937 (1980)

[2] Adgey, A. A. J., Devlin, J. E., Webb, S. W., Mulholland, H. C.:
Initiation of ventricular fibrillation outside hospital in patients with acute ischaemic heart disease.
Br. Heart J. **47:** 55–61 (1982)

[3] Agostoni, P. G., de Cesare, N., Doria, E., Polese, A., Tamborini, G., D'Guazzi, M.:
Afterload reduction: a comparison of captopril and nifedipine in dilated cardiomyopathy.
Br. Heart J. **55:** 391–399 (1986)

[4a] Alicandri, A., Fariello, R., Boni, E., Zaninelli, A., Muiesan, G.:
Comparison of captopril and digoxin in mild to moderate heart failure.
Postgrad. med. J. **62/1:** 170–175 (1986)

[4b] Alicandri, C., Fariello, R., Boni, E., Zaninelli, A., Castellano, M., Beschi, M., Agabiti Rosei, E., Muiesan, G.:
Captopril Versus Digoxin in Mild-Moderate Chronic Heart Failure: A Crossover Study.
J. Cardiovas. Pharmac. **9/2:** S61–S67 (1987)

[5] Allen, T. A., Lee Wilke, W., Fettman, J. J.:
Captopril and enalapril: angiotensinconverting enzyme inhibitors.
JAVMA **190/1:** 94–96 (1987)

[6] Alousi, A. A.:
Amrinone: A New and Unique Addition to the Therapy of Congestive Heart Failure.
Recent Devel. in cardiac muscle pharmac.: 49–63 (1982)

[7] Altmann, P., Hamblin, J. J.:
Ventricular fibrillation induced by xipamide.
Brit. Med. J. **284:** 494 (1982)

[8a] Altura, B. M.:
Sudden death ischemic heart disease and dietary magnesium intake: is the target site the coronary vascular smooth muscle?
Med. Hypotheses **5:** 843–848 (1979)

[8b] Altura, B. M., Altura, B. T.:
New perspectives on the role of magnesium in the patho-physiology of the cardiovascular system. I. Clinical aspects.
Magnesium **4:** 226–244 (1985)

[8c] Altura, B. M., Altura, B. T.:
Biochemistry and Pathophysiology of Congestive Heart Failure: Is there a Role of Magnesium?
Magnesium **5:** 134–143 (1986)

[9] Amery, A., Birkenhäger, W., Brixko, P., Bulpitt, C., Clement, D., Deruyttere, M., De Schaepdryver, A., Dollery, C., Fagard, R., Forette, F., Forte, J., Hamdey, R., Henry, J. F., Joossens, J. v., Leonetti, G., Lund-Johansen, P., O'Malley, K., Petric, J., Strasser, T., Tuomilehto, J., Williams, B.:
Mortality and Morbidity results from the European Working Party on High Bloodpressure in the Elderly Trial.
The Lancet **1:** 1349–1354 (1985)

[10] Andrevcci, V. E., Conte, G., Dal Canton, A.:
The causal role of salt depletion in acute renal failure due to captopril in hypertensive patients with a single kidney and renal artery stenosis (Abstract).
In: 134, S. 43 (1986)

[11] D'Angelo, A., Sartori, L., Gambaro, G., Giannini, S., Malvasi, L., Benetollo, P., Lauagnini, T., Crepaldi, G.:
Captopril in the treatment of hypertension in type I and type II diabetic patients.
In: 134, S. 69–72 (1986)

[12] Antonello, A., Cargnielli, G., Ferrari, M., Melacini, P., Montanaro, D.:
Effect of digoxin on plasma renin activity in man.
Lancet II: 850 (1976)

[13] Aronow, W. S.:
Treatment of Congestive Heart Failure. I. General Measures, Diuretics, Digitalis and Other Inotropic Agents.
Rational Drug Therapy **16/9:** 1–5 (1982)

[14] Arora, R. B., Somani, P.:
Ectopic arrhythmia provoking action of aldosterone.
Life Sci **5:** 215–218 (1962)

[15] Arroyo, V., Bosch, J., Gaya-Beltran, J., Kravetz, D., Estrada, L., Rivera, F., Rodes, J.:
Plasma renin activity and urinary sodium concentration as prognostic indicators in nonazotemic cirrhosis and ascites.
Ann Intern. Med. **94:** 198–201 (1981)

[16] Assmann, G.:
Diskussion S. 34. In: Assmann, G.: Hyperlipoproteinämie und Atherosklerose Lipid-Workshop.
Studienreihe Boehringer Mannheim (1986)

[17] Avakian, E. V., Brilla, L., Colburn, S. M., Horvath, E.:
Effects of dietary magnesium deficiency and chronic exercise-training on adrenal catecholamine concentration.
Fed. Proc. **43:** 801 (1984)

B

[18] Baim, D. S., McDowell, A. V., Cherniles, J., Monrad, E. S., Parker, J. A., Edelson, J., Braunwald, E., Grossman, W.:
Evaluation of a new bipyridine inotropic agent – milrinone – in patients with severe congestive heart failure.
New Engl. J. Med. **309:** 748–756 (1983)

[19a] Bajusz, E., Selye, H.:
Conditioning factors for cardiac necroses.
Trans. N. Y. Acad. Sci. **21:** 659 (1959)

[19b] Bajusz, E., Selye, H.:
The chemical prevention of cardiac necroses following occlusion of coronary vessels.
Can. Med. Assoc. J. **82:** 212 (1960)

[19c] Bajusz, E.:
Conditioning Factors for Cardiac Necroses.
Karger, Basel/New York (1963)

[19d] Bajusz, E., Lossnitzer, K.:
A new disease model of chronic congestive heart failure. Studies of its pathogenesis.
Trans. N. Y. Acad. Sci. **30:** 939–948 (1968)

[20] Bardsley, P., Evely, R., Howard, P.:
Hypoxic cor pulmonale: a review.
Herz **11/3:** 155–168 (1986)

[21a] Bauer, J. H.:
Essentielle Hypertonie: ACE-Hemmung und Nierenprotektion.
Kassenarzt **48:** 34–36 (1987)

[21b] Bauer, J. H., Reams, G. P., Lai, S. M.:
Renal Protective Effect of Strict Blood Pressure Control With Enalapril Therapy.
Arch. intern. Med. **147:** 1397–1400 (1987)

[22a] Bayliss, J., Canepa-Anson, R., Norell, M. S., Poole-Wilson, P., Sutton, G.:
Vasodilatation with captopril and prazosin in chronic heart failure: Double blind study at rest and on exercise.
Br. Heart J **55:** 265–273 (1986)

[22b] Bayliss, J., Norell, M., Canepa-Anson, R., Sutton, G., Poole-Wilson, P.:
Untreated heart failure: clinical and neuroendocrine effects of introducing diuretics.
Br. Heart J. **57:** 17–22 (1987)

[23] Becker, R. H. A., Struthers, A. D., Brown, M. J.:
Effect of captopril on changes in plasma noradrenaline induced by sodium nitroprusside.
Br. J. Clin. Pharmac. **22:** 409–413 (1986)

[24a] Bertoli, L., Fusco, M., LoCicero, S., Micallef, E., Busnardo, I.:
Influence of ACE inhibition on pulmonary haemodynamics and function in patients in whom beta-blockers are contra-indicated.
In: 134, S. 47 (1986)

[24b] Bertoli, L., LoCicero, S., Busnardo, I., Rizzato, G., Montanari, G.:
Effects of Captopril on Hemodynamics and Blood Gases in Chronic Obstructive Lung Disease with Pulmonary Hypertension.
Respiration **49:** 251–256 (1986)

[24c] Bertoli, L., Fusco, M., Micallef, E., Busnardo, I.:
Treatment of the essential hypertension with captopril in patients with chronic pulmonary disease.
The First European Meeting on Hypertension, Milan/Italy, 1983

[25] Bertuso, J. R., Flaker, G. C., Ruder, M. A., Alpert, M. A.:
Do patients with cardiac arrest and hypokalemia require antiarrhythmic drug therapy?
Circulation **70:** (suppl. II) II-443, 1984 (abstr.)

[26a] Bigger, T. J., Weld, F. M., Rolnitzky, L. M., Ferrick, K. J.:
Is Digitalis Treatment Harmful in The Year After Acute Myocardial Infarction?
Abstr. Circul. **64/4:** 1–2 (1981)

[26b] Bigger, J. T., Fleiss, J. L., Rolnitzki, L. M., Merab, J. B., Ferrick, K. J.:
Effect of digitalis treatment on survival after acute myocardial infarction.
Am. J. Cardiol. **55:** 623–630 (1985)

[26c] Bigger, J. T.:
Why patients with congestive heart failure die: arrhythmias and sudden cardiac death.
Circulat., Vol. 75, Supp. IV, 28–35 (1987)

[27] Black, J., Hunt, T. L., Godley, P. J.:
Initiation of Captopril Therapy: The First-Dose Effect.
J. cli. Pharm. **26:** 539–540 (1986)

[28] Bleifeld, W.:
Strategien der Langzeittherapie bei der fortgeschrittenen, chronischen Herzinsuffizienz.
Internist **25:** 404–414 (1984)

[29a] Boccanelli, A., Zachara, E., Liberatore, S. M., Carboni, G. P., Prati, P. L.:
Addition of captopril versus increasing diuretics in moderate but deteriorating heart failure: a double blind comparative trial.
In: 134, S. 184 (1986)

[29b] Boccanelli, A.:
Diskussion.
In: 134, S. 190 (1986)

[29c] Boccanelli, A., Liberatore, S. M., Prati, P. L.:
Captopril versus Frusemide in Moderate Heart Failure.
Lancet: 1331 (1986)
[29d] Boccanelli, A., et al.:
Captopril added to low dose of frusemide as an alternative to increasing diuretics in mild to moderate heart failure. Proceedings of the Tenth World Congress of Cardiology.
Washington 1986, Sept. 13–20, 1986 (abstract)
[30] Boddy, K., Robertson, I., Mahaffy, M. E., Katoch, D. S., Murray, R. G., Dunn, F. G., Hutton J.:
Magnesium metabolism in patients with coronary heart disease.
Europ. Journ. of Clinical Investigation **8:** 87–91 (1978)
[31] Bounhoure, J. P., Kayanakis, J. G., Fauvel, J. M., Puel, J.:
Beneficial Effects of Captopril in Left Ventricular Failure in Patients with Myocardial Infarction.
Brit. J. clin. Pharmac. **14:** 187–191 (1982)
[32] Braunwald, E., Mock, M. B., Watson, J., eds.:
Congestive heart failure: current research and clinical applications.
New York, Grune & Stratton (1982)
[32b] Braunwald, E.:
Effects of Digitalis on the Normal and the Failing Heart.
J. amer. Coll. Cardiol. **5:** 51A–59A (1985)
[33] Bristol, J. A., Evans, D. B.:
Agents for the Treatment of Heart Failure.
Med. Res. Rev. **3/3:** 259–287 (1983)
[34] Brown, J. J., Davies, D. L., Johnson, V. W., Lever, A. F., Robertson, J. I. S.:
Renin relationships in congestive heart failure, treated and untreated.
Am. Heart J. **80:** 329–342 (1970)
[35] Brückner, S.:
Regression der Linksherzhypertrophie mit Clonidin.
Fortschr. Med. **104/26:** 522–524 (1986)
[36] Brunner, H. R., Waeber, B., Nussberger, J.:
Renal Effects of Converting Enzyme Inhibition.
J. Cardiovasc. Pharmac. **9/3:** 6–14 (1987)
[37] Bünning, P.:
Struktur und Wirkung der ACE-Inhibitoren Captopril und Enalapril.
Biochem. Institut der Uni Freiburg 67–72
[38] Burch, G. E.:
On the digoxin-diuretic-cardiomyopathy.
Amer. Heart J. **97:** 540 (1979)
[39] Burke, C. M., Harte, M., Duncan, J., Conolly, H. M., Morgan, J. H.:
Captopril and domiciliary oxygen in chronic airflow obstruction.
Br. Med. J. **290:** 1251 (1985)
[40a] Bussmann, W. D., Störger, H. G., Reifart, N., Rose, D. M.:
Captopril bei Kardiomyopathie im Vergleich zu Prazosin und Hydralazin.
In: Gross[133b]
[40b] Bussmann, W. D.:
Therapie der chronischen Herzinsuffizienz: Stellenwert der Vasodilatatoren.
Internistische Welt: 271–275 (1986)
[40c] Bussmann, W. D.:
Akute und chronische Herzinsuffizienz. Springer Verlag 1984
[41] Byington, R., Goldstein, S.:
Association of Digitalis Therapy With Mortality in Survivors of Acute Myocardial Infarction: Observations in the Beta-Blocker Heart Attack Trial.
J. amer. coll. cardiol. **6:** 976–982 (1985)

C

[42] Campbell, B. C., Sturani, A., Reid, J. L.:
Evidence of parasympathetic activity of the angiotensin converting enzyme inhibitor, captopril, in normotensive man.
Clin. Sci. **68:** 49–56 (1985)

[43a] Cannon, Pl. J., Powers, E. R., Reison, D. S.:
A Placebo-Controlled Trial of Captopril in Refractory Chronic Congestive Heart Failure.
Amer. Coll. Cardiol. **2:** 755–763 (1983)

[43b] Cannon, P. J.:
Prostaglandins in Congestiv Heart Failure and the Effects of Nonsteroidal Anti-Inflammatory Drugs
Ana. J. Med. **81:** 123–132 (1986)

[44a] Captopril Multicenter Research Group:
A Placebo-Controlled Trial of Captopril in Refractory Chronic Congestive Heart Failure.
JACC **2/4:** 755–763 (1983)

[44b] Captopril Multicenter Research Group:
A cooperative multicenter study of captopril in congestive heart failure: hemodynamic effects and longterm response.
Amer. Heart Journal **110:** 439–544 (1985)

[44c] Captopril-Digoxin-Multicenter Research Group:
Comparative effects of therapy with captopril and digoxin in patients with mild to moderate heart-failure.
JAMA **259/4:** 539–544 (1988)

[45] Carroll, J. D., Lang, R. M., Neumann, A. L., Borow, K. M., Rajfer, S. I.:
The differential effects of positive inotropic and vasodilator therapy on diastolic properties in patients with congestive cardiomyopathy.
Circulation **74/4:** 815–825 (1986)

[46] Carruthers, S. G.:
Severe coughing during captopril and enalapril therapy.
CMAJ, Vol. 135: 217–218 (1986)

[47] Ceremuzynski, L.:
Hormonal and metabolic reactions evoked by acute myocardial infarction.
Circul. Res. **48:** 767–776 (1981)

[48] Chadda, K. D., Lichstein, E., Gupta, P.:
Hypomagnesemia and refractory cardiac arrhythmia in a non digitalized patient.
Amer. J. Cardiol. **31:** 98–100 (1973)

[49] Chakko, C. S., Gheorghiade, M.:
Ventricular arrhythmias in severe heart failure: incidence, significance, and effectiveness of antiarrhythmic therapy.
Am. Heart J. **109:** 497–504 (1985)

[50] Chalmers, D., Dombey, S. L., Lawson, D. H.:
Post marketing surveillance of captopril (for hypertension): A preliminary report.
Brit. J. clin. Pharmac. **24:** 343–349 (1987)

[51] Chapman, R., Rival, J.:
Hypomagnesemia – Induced Cardiac Arrhythmia.
Henry Ford Hosp. Med. Journal Vol. **28 Nr. 1:** 49–51 (1980)

[52a] Chatterjee, K.:
Digitalis Versus Newer Inotropic Agents: Which to Use Drug.
Ther. 83–85 u. 89–92 u. 94–96 (1982)

[52b] Chatterjee, K., Parmley, W. W., Cohn, J. N., Levine, B., Awan, N. A., Mason, D. T., Faxon, D. P., Creager, M., Gavras, H. P., Fouad, F. M., Tarazi, R. C., Hollenberg, N. K., Dzau, V., LeJemtel, T. H., Sonnenblick, E. H., Turini, G. A., Brunner, H. R.:
Acooperative multicenter study of captopril in congestive heart failure: Hemodynamic effects and long-term response.
Amer. Heart J. **110:** 439–446 (1985)

[52c] Chatterjee, K., Rouleau, J.-L.:
Hemodynamic and metabolic effects of vasodilators, nitrates, hydralazine, prazosin and captopril in chronic ischemic heart failure.
Acta med. Scand. **651** (Suppl.) 295–303 (1981)

[52d] Chatterjee, K., Rouleau, J.-L., Parmley, W. W.: Haemodynamic and myocardial metabolic effects of captopril in chronic heart failure.
Br. Heart J. 47: 233–238 (1982)

[52e] Chatterjee, K., Rouleau, J.-L., Parmley, W. W.:
Captopril in congestive heart failure: Improved left ventricular function with decreased metabolic cost.
Am. Heart J. **104:** 1137–1146 (1982)

[52f] Chatterjee, K., Parmley, W. W., Swan, H. J. C., Berman, G., Forrester, J., Marcus, H. S.:
Beneficial Effects of Vasodilator Agents in Severe Mitral Regurgitation Due to Dysfunction of Subvalvular Apparatus
Circulation, XLV-III, 684-690 (1973)

[53] Chirlanda, G., Botta, G., Bianchini, G., Uccioli, L., Cotroneo, P., Manto, A., Greco, A. v.:
Influence of captopril on serum lipids in the long term treatment of hypertension associated with hyperlipidaemia (Abstract).
In: 134, S. 79 (1986)

[54a] Classen, H. G.:
Stress and magnesium.
Artery **9:** 182–189 (1981)

[54b] Classen, H. G., Fischer, G., Jacob, R., Marx, J., Schimatschek, H., Stein, C.:
Prenecrotic electrolyte alterations of the adrenergic cardiopathy: potentiation by magnesium depletion and prevention by high dietary magnesium levels and verapamil.
Magn. Bull. **8:** 83–91 (1986)

[55a] Clausen, T., Flatman, J. A.:
β_2-Adrenoceptors mediate the stimulating effect of adrenaline on active electrogenic Na-K transport in rat soleus muscle.
British Journal of Pharmacology **68:** 749–755 (1980)

[55b] Clausen, T.:
Adrenergic control of Nay^+-K^+-homeostasis.
Acta Medica Scandinavia **672** (Suppl): 111–115 (1983)

[56a] Cleland, J. G. F., Dargie, H. J., Robertson, I. S.:
Angiotensin converting enzyme inhibition in heart failure.
Brit. J. clin. Pharmac. **18:** 157–160 (1984)

[56b] Cleland, J. G. F., Dargie, H. J., Hodsman, G. P., Ball, S. G., Robertson, J. I. S., Morton, J. J., East, B. W., Robertson, I., Murray, G. D., Gillen, G.:
Captopril in heart failure. A double-blind controlled trial.
Br. Heart J. **52:** 530 (1984)

[56c] Cleland, J. G. F., Dargie, H. J., Ball, S. G., Gillen, G., Hodsman, G. P., Morton, J. J., East, B. W., Robertson, I., Ford, I., Robertson, J. I. S.:
Effects of enalapril in heart failure: a double blind study of effects on exercise performance, renal function, hormones, and metabolic state.
Br. Heart J. **54:** 305–312 (1985)

[56d] Cleland, J. G. F., Dargie, H. J., East, B. W., Robertson, I., Hodsman, G. P., Gall, S. G., Gillens, G., Robertson, J. I. S., Morton, J. J.:
Total body and serum electrolyte composition in heart failure: the effects of captopril.
European Heart J. **6:** 681–688 (1985)

[56e] Cleland, J. G. F., Dargie, H. J., McAlpine, H., Ball, S. G., Morton, J. J., Robertson, J. I. S., Ford, I.:
Severe hypotension after first dose of enalapril in heart failure.
Brit. Med. J. **291:** 1309–1312 (1985)

[56f] Cleland, J. G. F., Dargie, H. J., Pettigrew, A., Gillen, G., Robertson, J. I. S.:
The effects of captopril on serum digoxin and urinary urea and digoxin clearances in patients with congestive heart failure.
Amer. Heart J. **112:** 130–134 (1986)

[56g] Cleland, J. G. F., Dargie, H. J.:
Heart failure, renal function, and angiotension converting enzyme inhibitors.
Kidney International, **31/20:** 220–228 (1987)

[57] Clough, D. P., Collis, M. G., Conway, J., Hatton, R., Keddie, J. R.:
Interaction of angiotensin-converting enzyme inhibitors with the function of the sympathetic nervous system.
Am. J. Cardiol. **49:** 1410 (1982)

[58] Clusin, W. T., Buchbinder, M., Harrison, D. C.:
Calcium overload „injury" current, and early ischaemic cardiac arrhythmias – a direct connection.
Lancet **1:** 272–274 (1982)

[59a] Cody, R. J.:
Haemodynamic Responses to Specific Renin-Angiotensin Inhibitors in Hypertension and Congestive Heart Failure.
Drugs **28:** 144–169 (1984)

[59b] Cody, R. J.:
Clinical and Hemodynamic Experience with Enalapril in Congestive Heart Failure.
Amer. J. Cardiol. **55:** 36A–40A (1985)

[60] Cohen, L., Laor, A., Kitzes, R.:
Prolonged Q-Tc Interval and Decreased Lymphocyte Magnesium in Congestive Heart Failure.
Magnesium **3:** 164–168 (1984)

[61a] Cohn, J. N., Levine, T. B., Olivari, M. T., Garberg, V., Lura, D., Francis, G. S., Simon, A. B., Rector, T.:
Plasma Norepinephrine As A Guide To Prognosis In Patients With Chronic Congestive Heart Failure.
New Engl. J. Med. **311/13:** 819–823 (1984)

[61b] Cohn, J. N., Archibald, D. G., Ziesche, S., Franciosa, J. A., Harston, W. E. Tristani, F. E., Dunkman, W. B., Jacobs, W., Francis, G. S., Flohr, K. H., Goldman, S., Cobb, F. R., Shah, P. M., Saunders, R., Fletcher, R. D., Loeb, H. S., Hughes, V. C., Baker, B.:
Effect of Vasodilator Therapy on Mortality in Chronic Congestive Heart Failure.
New Engl. J. Med. **314/24:** 1547–1552 (1986)

[61c] Cohn, J. N., Archibald, D. G., Francis, G. S., Ziesche, S., Franciosa, J. A., Harston, W. E., Tristani, F. E., Dunkman, W. B., Jacobs, W., Flohr, K. H., Goldman, S., Cobb, F. R., Shah, P. M., Saunders, R., Fletcher, R. D., Loeb, H. S., Hughes, V. C., Baker, B.:
Veterans Administration Cooperative Study on Vasodilator Therapy of Heart Failure: influence of prerandomization variables on the reduction of mortality by treatment with hydralazine and isosorbide dinitrate.
Circulation **75/4:** 49–54 (1987)

[62] Coker, S. J., McGrath, M. T.:
Can captopril modify experimentally induced cardiac arrhythmias?
Mol. Cell. Cardiol. **17** (suppl. 3): 41 (1985)

[63a] Colucci, W. S., Wright, R. F., Braunwald, E.:
New positive inotropic agents in the treatment of congestive heart failure.
New Engl. J. Med. **314/6:** I. Part, p. 290–299 (1986)

[63b] Colucci, W. S., Wright, R. F., Braunwald, E.:
New Positive Inotropic Agents in The Treatment Of Congestive Heart Failure.
New Engl. J. Med. **314/6:** II. Part 349–358 (1986)

[64] Condorelli, L.:
L'azione degli ioni magnesio sulle turbe batmotrope del miocardio ventricolare.
Autorizzazione del Tribunale di Roma **5498:** 381–418 (1956)

[65] Consensus Trial Study Group:
Effects of Enalapril On Mortality In Severe Congestive Heart Failure.
New Engl. J. Med. **316:** 1429–1435 (1987)

[66] Cooper, W. D., Sheldon, D., Brown, D., Kimber, G. R., Isitt, V. L., Currie, W. J. C.:
Post marketing surveillance of enalapril: experience in 11 710 hypertensive patients in general practice.
J. roy. College of General Practitioners **37:** 346–349 (1987)

[67] Corea, L., Bentivoglio, M., Verdecchia, P.:
Captopril Compared With Nifedipine In The Treatment Of Heart Failure: A Randomized Study.
Drugs Eptl. Clin. Res. **IV/12:** 901–910 (1983)

[68] Coulter, D. M., Edwards, I. R.:
Cough associates with captopril and enalapril.
Brit. med. J. **294:** 1521–1522 (1987)

[69a] Coumel, Ph., Attuel, P.:
Which Arrhythmias are specifically susceptible to Calcium Antagonists? In: Rosenbaum, M. B., Elizari, v. M.: Frontiers of Cardiac Electrophysiology.
Martinus Nijhoff Publ., The Hague, S. 341–348 (1983)

[69b] Coumel, P., Cauchemez, B., Maisonblanche, P.:
Ca-induced, Verapamil-sensitive Torsade de Pointes with a short coupling interval. A Specifically Calcium-related Arrhythmic?
Europ. Heart J. **5:** Suppl. 1, 261 (1984)

[70] Cowley, A. J., Stainer, W., Wynne, R. D., Rowley, J. M., Hampton, J. R.:
Symptomatic assessment of patients with heart failure: Double-blind comparison of increasing doses of diuretics and captopril in moderate heart failure.
Lancet **II:** 770–772 (1986)

[71] Covit, A. B., Schaer, G. L., Sealey, J. E., Laragh, J. H., Cody, R. J.:
Supression of the Renin-Angiotensin System by intravenous Digoxin in Chronic Congestive Heart Failure.
The Am. J. of Med. **75:** 445 (1983)

[72a] Critelli, G., Maione, S., Adinolfi, L., Perro, G., Pertiocne, F., Condorelli, M.:
Action Du Sulfate De Magnésium Sur La Phase Supernormale De L'Excit Abilité Myocardique.
Ann. Cardiol. Angélol. **26** Nr. 5: 307–410 (1977)

[72b] Critelli, C., Adenolfi, L., Perticone, F., Maione, S., Cordorelli, M.:
L'Action Antiarrhythmique des Cations de Magnesium.
Arch. Mal. Coeur **72:** 879–883 (1979)

[73] Criteria Committee, New York Heart Association Inc.:
Diseases of the heart and blood vessels.
Nomenclature and criteria for diagnosis. 6th edn Little, Brown and Co., Boston, S. 114 (1964)

[74] Croog, S. H., Levine, S., Testa, M. A., Brown, B., Bulpitt, C. J., Jenkins, C. D., Keerman, G. L., Williams, G. H.:
The effects of antihypertensive therapy on the quality of life.
N. Engl. J. Med. **314:** 1657–1664 (1986)

[75] Cryer, P. E.:
Physiology and Pathophysiology of the human sympathoadrenal Neuroendocrine system.
The New Engl. J. of Med. **303:** 436–444 (1980)

[76] Curry, P., Fittchett, D., Stubbs, W., Krikler, D.:
Ventricular arrhythmias and hypokalemia.
Lancet **II:** 231–233 (1976)

D

[77a] Daly, P., Mettauer, B., Rouleau, J. L., Cousineau, D., Burgess, J. J.:
Lack of reflex increase in myocardial sympathetic tone after captopril: potential antianginal effect
Circulation **71/2:** 317–325 (1985)

[77b] Daly, P., Rouleau, J. L., Cousineau, D., Burgess, J. H., Chatterjee, K.:
Effects of captopril and a combination of hydralazine and isosorbide dinitrate on myocardial sympathetic tone in patients with severe congestive heart failure.
Brit. Heart J. **56:** 152–157 (1986)

[78] Daniell, H. W.:
Arrhythmias in hypokalemia.
New England Journal of Medicine **284:** 1385 (1974)

[79] Daniell, H. B., Carson, R. R., Ballard, K. D., Thomas, G. R., Privitera, P. J.:
Effects of captopril on limiting infarct size in concious dogs
J. of Cardiovascular Pharmacol **6:** 1043–1047 (1984)

[80] Darius, H., Erbel, R., Mohr-Kahaly, S., Epperlein, S., Balz, G. G., Meyer, J.:
Pharmakodynamik von Captopril beim Angiotensin-I-Belastungstest.
Z. Kardiologie **76** (1987)

[81] Das, S. K., Morady, F., DiCarlo, L., Baerman, J., Krol, R., De Buitleir, M., Crevey, B.:
Prognostic Usefulness of Programmed Ventricular Stimulation in Idiopathic Dilated Cardiomyopathy Without Symptomatic Ventricular Arrhythmias.
Amer. J. Cardiol. **58:** 998–1000 (1986)

[82] Dash, H., Ballentine, N., Zelis, R.:
Vasodilatators ineffective in secondary pulmonary hypertension.
New Engl. J. of Med. **303/18:** 1062–1063 (1980)

[83] David, S., Zaks, J. M.:
Arrhythmias Associates with Intermittent Outpatient Dobutamine Infusion.
J. Vascular Disease **37/2:** 86–91 (1986)

[84] Davies, R. O., Irvin, J. D., Kramsch, D. K., Walker, J. F., Moncloa, F.:
Enalapril Worldwide Experience.
Amer. J. medic.: 23–35 (1984)

[85a] Davis, J. O., Freeman, R. H.:
Mechanisms regulating renin release.
American Physiological Society **56:** Nr. 1 (1976)

[85b] Davis, J. O., Freeman, R. H.:
Renin Release Mechanisms in Congestive Heart Failure.
J. Hypertension **2/1:** 89–94 (1984)

[86] Dawson, K.:
Endocrine physiology of electrolyte metabolism.
Drugs **28** (Suppl. **I**): 98–111 (1984)

[87] Dessi-Fulgheri, P., Bandiera, F., Rubattu, S., Cocco, F., Madeddu, P., Oppes, M., Tonolo, G. C., Glorioso, N., Rappelli, A.:
Comparison of Sublingual And Oral Captopril In Hypertension.
Clin. and Exper.-Theory and Practice. **A9** (2&3): 593–597 (1987)

[88] DiCarlo, L., Chatterjee, K., Parmley, W. W., Swedberg, K., Atherton, B., Curran, D., Cuccu, M.:
Enalapril: A New Angiotensin-Converting Enzyme Inhibitor in Chronic Heart Failure: Acute and Chronic Hemodynamic Evaluations.
Amer. Coll. Cardiol. **2/5:** 865–871 (1983)

[89a] Dickstein, K., Gunderson, T.:
Successful Management of Severe Congestive Cardiac Failure with Enalapril.
Amer. J. Med. **75:** 721–723 (1983)

[89b] Dickstein, K., Soyland, E., Gundersen, T., Abrahamse, A. M., Kjekshus, J.:
Acute and chronic hemodynamic effects of enalapril (MK-421) in congestive heart failure.
Int. J. Cardiol. **6:** 446–456 (1984)

[90] Dies, F., Krell, M. J., Whitlow, P., Liang, C., Goldenberg, I., Applefeld, M. M., Gilbert, E. M.:
Intermittend Dobutamine in ambulatory outpatients with chronic cardiac failure.
Circulation **74:** Suppl. 2 Abstract (1986)

[91] Dinnendahl, V., Fricke, U.:
Arzneistoff-Profile.
Govi-Verlag GmbH Frankfurt/Main (1982)
[92] Dominguez, J. R., de la Calle, H., Hurtado, A., Robels, R. G., Sanco-Rof, J.:
Effect of converting enzyme inhibitors in hypertensive patients with non-insulin-dependent diabetes mellitus.
In: 134, S. 66 (1986)
[93] Drexler, H., Bannhardt, U., Auch-Schwelk, W., Lehmann, M., Hohnloser, S., Wollschläger, H., Meinertz, T., Just, H.:
Periphere Langzeiteffekte von Converting-Enzym-Inhibition bei Patienten mit Herzinsuffizienz: Eine Doppelblind Randomisierte Studie.
Zeitschrift Kardiologie **76:** Suppl. 1, Ref. Nr. 240 (1987)
[94] Dubovsky, E. v., Curtis, J. J., Luke, R. G., Jones, P., Edwards, M., Keller, F., Whelchel, J. D., Diethelm, A. R.:
Captopril as a Predictor of Curable Hypertension in Renal Transplant Recipients.
Contr. Nephrol. Vol. **56:** 117–123 (Karger, Basel 1987)
[95] Düsing, R.:
Vasodilatator-Therapie der schweren chronischen Herzinsuffizienz mit ACE-Inhibitoren.
Münch. med. Wschr. **27:** 532–534 u. 535–541 (1987)
[96] Duke, M.:
Thiazide induced hypokalaemia associated with acute myocardial infarction and ventricular fibrillation.
J. Am. Med. Assoc. **43:** 239 (1978)
[97] Dunkman, W. B., Wilen, M., Franciosa, J. A.:
Enalapril (MK-421), A New Angiotensin-Converting Enzyme Inhibitor.
Chest **5:** 539–544 (1984)
[98a] Dyckner, T., DeFaire, U., Wester, P. O.:
Intracellular electrolytes in cardiac and skleletal muscle in fatal digitalis intoxication.
Br. Heart J. **39:** 1029–1032 (1977)
[98b] Dyckner, T., Wester, P. O.:
Ventricular extrasystoles and intra cellular electrolytes before and after potassium and magnesium infusions in patients on diuretic treatment.
Am. Heart J. **97/1:** 12–18 (1979)
[98c] Dyckner, T., Wester, P. O.:
Effect of magnesium on blood pressure.
Brit. med. J. Vol. **286:** 1847–1849 (1983)
[98d] Dyckner, T., Wester, P. O.:
Intracellular Magnesium Loss After Diuretic Administration.
Drugs **28** Suppl. 1: 161–166 (1984)
[98e] Dyckner, T., Wester, P. O.:
Skeletal Muscle Magnesium and Potassium Determinations: Correlation With Lymphocyte Contents of Magnesium and Potassium.
J. of the Americ. College of Nutrition **4:** 619–625 (1985)
[98f] Dyckner, T., Wester, P. O.:
Magnesium-electrophysiological effects.
Magnesium Bull. **8:** 219–222 (1986)
[99] Dzau, V. J., Hollenberg, N. K.:
Renal response to captopril in severe heart failure: role of furosemide in natriuresis and reversal of hyponatremia.
Ann. Intern. Med. **100:** 777–782 (1984)

E

[100] Eichhorn, P., Greminger, P., Krayenbühl, H. P.:
Hämodynamik vor und sechs Monate nach Captopril bei Herzinsuffizienz.
Springer Verlag: 167–173 (1986)

[101] Elfellah, M. S., Ogilvie, R. I.:
Effect of vasodilator drugs on coronary occlusion and reperfusion arrhythmias in anesthetized dogs.
J. Cardiovasc. Pharmacol. **7:** 826–832 (1985)

[102] Ertl, G., Kloner, R. A., Alexander, R. W., Braunwald, E.:
Limitation of experimental infarct size by an angiotensin-converting enzyme inhibitor.
Circulation **65:** 40–48 (1982)

[103] Esier, M.:
Assessment of sympathetic nervous function in humans from noradrenaline plasma kinetics.
Clin. Sci. **62:** 247–254 (1982).

F

[104] Factor, S. M., Sonnenblick, E. H.:
The Pathogenesis of Clinical and Experimental Congestive Cardiomyopathies: Recent Concepts.
Cardiovascular Diseases **27/6:** 395–420 (1985)

[105] Farber, M. O., Roberts, L. R., Weinberger, M. H., Robertson, G. L., Fineberg, N. S., Manfredi, F.:
Abnormalities of sodium and H_2O handling in chronic obstructive lung disease.
Arch. Intern. Med. **142:** 1326 (1982)

[106] Faxon, D. P., Creager, M. A., Halperin, J. L., Sussman, H. A., Gavras, H., Ryan, T. J.:
The effect of angiotensin converting enzyme inhibition on coronary blood flow and hemodynamics in patients without coronary artery disease.
Int. J. Cardiol. **2:** 251–262 (1982)

[107] Figulla, H. R., Luig, H., Nieschlag, F., Kreuzer, H.:
Klinische und hämodynamische Wirkungen von Nidoldipin und Captopril bei der Herzinsuffizienz: Eine doppelblinde Vergleichsstudie der Kurz- und Langzeitwirkungen.
Z. Kardiol. **76:** 167–174 (1987)

[108] Fischer, P. H. E.:
Persönliche Mitteilung v. 5. 1. 1987.
Fa. Schwarz (1987)

[109] Fitzgerald, D. J., O'Callaghan, W. O., O'Malley, K., Horgan, J., Brien, E.:
Clinical And Haemodynamic Responses To Captopril And Hydralazine In Chronic Congestive Heart Failure: The Importance Of Preload Reduction.
Brit. J. clin. Pharmac. **14:** 217–222 (1982)

[110] Fitzpatrick, D., Nicholls, M. G., Ikram, H., Espiner, E. A.:
Haemodynamic, hormonal, and electrolyte effects of captopril in heart failure.
Br. Heart J. **50;** 163–169 (1983)

[111] Follansbee, W. P., Michelson, E. L., Morganroth, J.:
Nonsustained ventricular tachycardia in ambulatory patients: characteristics and associations with sudden cardiac death.
Ann. Intern. Med. **92:** 741–747 (1980)

[112] Fommei, E., Ghione, S., Palla, L., Mosca, F., Ferrari, M., Palombo, C., Giaconi, S., Gazzetti, P., Donato, L.:
Renal Scintigraphic Captopril Test in the Diagnosis of Renovascular Hypertension.
Hypertension **10:** 212–220 (1987)

[113] Fouad, F. M., Tobgi, S., Tarazi, R. C., Bravo, E. L., Hart, N. J., Shirey, E. K., Lim, J.:
Captopril in congestive heart failure resistant to other vasodilators.
Europ. Heart J. **5:** 47–54 (1984)

[114a] Franciosa, J. A., Nordstrom, L. A., Cohn, J. N.:
Nitrate therapy for congestive heart failure.
Journal of the American Medical Association **240:** 443–446 (1978)

[114b] Franciosa, J. A., Cohn, J. N.:
Sustained hemodynamic effects without tolerance during long-term isosorbide dinitrate treatment of chronic left ventricular failure.
Am. J. Cardiol. **45:** 648–654 (1980)

[114c] Franciosa, J. A., Leddy, C. L., Schwartz, D. E.:
Importance of Venodilation During Long-Term Vasodilator Therapy of Chronic Left Ventricular Failure.
Z. Kardiologie **72/3:** 168–172 (1983)

[114d] Franciosa, J. A., Wilen, M., Ziesche, S., Cohn, J. N.:
Survival in men with severe chronic left ventricular failure due to either coronary heart disease or idiopathic dilated cardiomyopathy.
Am. J. Cardiol. **51:** 831–836 (1983)

[114e] Franciosa, J. A.:
Long-term vasodilator therapy of chronic left ventricular failure: does it work?
Intern. J. Kardiol. **5:** 433–439 (1984)

[114f] Franciosa, J. A.:
Why patients with congestive heart failure die: hemodynamic and functional determinants of survival.
Circulat., Vol. 75, Suppl. IV, 20–27 (1987)

[114f] Franciosa, J. A., Wilen, M. M., Jordan, R. A.:
Effects of Enalapril, a New Angiotensin-Convertin Enzyme Inhibitor, in a controlled Trial in Heart Failure.
J. Am. Coll. Cardiol. **5:** 101–107 (1985)

[114g] Franciosa, J. A.:
Epidemiologic patterns, clinical evaluation, and long-term prognosis in chronic congestive heart failure.
Am. J. Med. **80** (suppl. 2B): 14–21 (1986)

[115a] Francis, G. S., Goldsmith, S. R., Levine, T. B., Olivari, M. T., Cohn, J. N.:
The neurohumoral axis in congestive heart failure.
Ann. Intern. Med. **101:** 370 (1984)

[115b] Francis, G. S.:
Development of Arrhythmias in the patient with Congestive Heart Failure: Pathophysiology, Prevalence and Prognosis.
Am. J. Cardiol. **57:** 3B–7B (1986)

[115c] Francis, G. S.:
The survival hypothesis: how small uncontrolled studies should influence the design of large-scale clinical trials.
Circulat., Vol. 75, Suppl. IV, 74–79 (1987)

[116] Franz, I. W., Wiewel, D., Behr, M., Ketelhut, R.:
Rückbildung der Myokardhypertrophie Hochdruckkranker unter chronischer Beta-Rezeptorenblockade.
Dtsch. Med. Wschr. **111/14:** 530–534 (1986)

[117a] Furberg, C. D., Morton-Hawkins, C., Lichtstein, E., for the Beta-blocker Heart Attack Trial Study Group:
Effect of propranolol in postinfarction patients with mechanical or electrical complications.
Circulation **69:** 761 (1984)

[117b] Furberg, C., Yusuf, S.:
Effect of vasodilators on survival in chronic congestive heart failure. Am. J. Cardiol. **55:** 1110 (1985)

[118] Fuster, V., Gersh, B., Giuliani, G., Tajik, A., Brandenburg, R., Frye, R.:
The natural history of idiopathic dilated cardiomyopathy.
Am. J. Cardiol. **47:** 525–531 (1981)

G

[119a] Gavras, H., Kremer, D., Brown, J. J., Gray, B., Lever, A. F., McAdam, R. F., Medina, A., Morton, J. J., Robertson, J. I. S.:
Angiotensin- and norepinephrine-induced myocardial lesions: experimental and clinical studies in rabbits and man.
Am. Heart J. **89, 3:** 321–332 (1975)

[119b] Gavras, H., Biollaz, J., Waeber, B., Brunner, H. R., Gavras, I., Davies, R. O.:
Effects Of The New Oral Angiotensin Converting Enzyme Inhibitor MK-421 In Human Hypertension.
Clin. And Exper. Hyper-Theory and Practice, **A4** (1–2): 303–313 (1982)

[120] Geyskes, G. G., Oei, H. Y., Puylaert, C. B. A. J.; Mees, E. J. D.:
Renovascular Hypertension Identified by Captopril-Induces Changes in the Renogram.
Hypertension **9:** 451–458 (1987)

[121] Gilbert, E. M., Askins, J. C., Lutz, J. R., Anderson, J. L.:
Adverse outcome during longterm milrinone for advanced heart failure: A controlled pilot study.
Circulation **72:** Suppl. IV Abstract (1985)

[122a] Van Gilst, W. H., De Graeff, P. A., Kingma, J. H., Wesseling, H., De Langen, C. D. J.:
Captopril reduces purine loss and reperfusion arrhythmias in the rat heart after coronary artery occlusion.
Eur. J. Pharmacol. **100:** 113–117 (1984)

[122b] Van Gilst, W. H., de Graeff, P. A., Wesseling, H., de Langen, C. D. J.:
Reduction of Reperfusion Arrhythmias in the Ischemic Isolated Rat Heart by Angiotensin Converting Enzyme Inhibitors: A comparison of Captopril, Enalapril, and HOE 498.
J. of Cardiovascular Pharmacol. **8:** 722–728 (1986)

[123] Girardet, J. Ph., Sznadjer, M., Levy, A., Tillous-Borde, I., Fontaine, J. L.:
Captopril treatment of heart failure in children (Abstract).
In: 134, S. 183 (1986)

[124a] Goldstein, R. A., Passamani, E. R., Roberts, R.:
A comparison of digoxin and dobutamine in patients with acute infarction and cardiac failure.
N. Engl. J. of Med. **303:** 846–850 (1980)

[124b] Goldstein, S., Pitt, B.:
Comparison of Effects of Captopril and Digoxin on Ejection Fraction, Exercise Tolerance, Clinical Status, and Arrhythmias in Patients with Mild to Moderate Heart Failure.
J. Am. Coll. Cardiol. 9, **Nr. 2:** 203 A (1987)

[125] Golf, S. W., Happel, D., Graef, V.:
Plasma aldosterone, cortisol and electrolyte concentrations in physical exercise after magnesium supplementation.
J. Clin. Chem. Clin. Biochem. **22:** 717–721 (1984)

[126] Gomez, H. J., Cirillo, V. J., Davies, R. O., Bolognese, J. A., Walker, J. F.:
Enalapril in congestive heart failure: acute and chronic invasive hemodynamic evaluation.
Intern. J. Cardiol. **11:** 37–48 (1986)

[127a] Gorlin, R.:
Incidence, etiology and prognosis of heart failure.
Cardiovasc. Rev. Rep. **4:** 765–770 (1983)

[127b] Gorlin, R.:
Treatment of congestive heart failure: Where are we going?
Circulat., Vol. 75, Suppl. IV 108 (1987)

[128] Graboys, T. B., Lown, B., Podrid, P. J., DeSilva, R.:
Long-term survival of patients with malignant ventricular arrhythmia treated with antiarrhythmic drugs.
Am. J. Cardiol. **50:** 437–443 (1982).

[129] de Graeff, P. A., Kingma, J. H., Dunselman, P. H. J. M., Wesseling, H., Lie, K. I.:
Acute Hemodynamic and Hormonal Effects of Ramipril in Chronic Congestive Heart Failure and Comparison with Captopril.
Amer. J. Cardiol. **59:** 164D–170D (1987)

[130] Greenspon, A., Schaal, S. F.:
The holiday heart: electrophysiologic studies of alcohol effects in alcoholics.
Ann. intern. Med. **98:** 135–139 (1983)

[131] Greminger, P., Eichhorn, P., Hess, O. M., Vetter, W., Krayenbühl, H. P.:
Ruhe- und Belastungshämodynamik unter Langzeittherapie mit Captopril bei dilatativer und ischämischer Kardiomyopathie.
Schweiz. med. Wschr. **115:** 1612–1615 (1985)

[132] Gronda, E., Brusoni, B., Mangiavacchi, M., Inglese, E., Oppizzi, M., Caroli, A., Rovelli, F.:
Haemodynamic, radionuclide ventriculography and ergometric evaluation of captopril treatment in congestive heart failure.
In: 134, S. 167 (1986)

[133a] Gross, F.:
Captopril – Profil eines neuen Antihypertensivums.
Münchn. med. Wschr. **123/47:** 1803–1809 (1981)

[133b] Gross, F.:
Hemmung des Angiotensin-Konversionsenzym (ACE).
Ein neues Prinzip der Behandlung der Hypertonie und Herzinsuffizienz.
MMW Verlag, München 1983

H

[134] Hampton, J. R., Hoffbrand, B. I., Schalekamp, M.:
Captopril – a decade of discovery. Proceedings of a symposium held in London 24–25 Oct. 1985.
Postgraduate Medical Journal **62:** Suppl. 1 (1986)

[135] Hasking, G. J., Esler, M. D., Jennings, G. L., Burton, D., Johns, J. A., Korner, P. I.:
Norepinephrine spillover to plasma in patients with congestive heart failure: evidence of increased overall and cardiorenal sympathetic nervous activity.
Circulation **73/4:** 615–621 (1986)

[136] Hauger-Klevene, J. H.:
Effect of a single dose of sublingual Captopril in hypertensive patients.
Eur. J. Clin. Pharmacol. **30:** 379–380 (1986)

[137] Hauschild, T. Th., Bauer, R., Kreysel, H. W.:
Erstmanifestation einer eruptiv-exanthematischen Psoriasis vulgaris unter Captoprilmedikation.
Der Hautarzt **37:** 274–277 (1986)

[138] Hertrich, F., Leinberger, H.:
Captopril bei Herzinsuffizienz.
Therapiewoche **36:** 860–868 (1986)

[139] Hess, B., Keusch, G., Neftel, K., Margelist, F., Bansky, G.:
Schwere Elektrolytstörungen bei Therapie der Herzinsuffizienz mit dem ACE-Hemmer Enalapril.
Schweiz. med. Wschr. **116:** 1331–1336 (1986)

[140] Hodsman, G. P., Isles, C. G., Murray, G. D., Usherwood, T. P., Webb, D. J., Robertsen, J. I. S.:
Factors related to first dose hypotensive effect of captopril: prediction and treatment.
Brit. Med. J. **286:** 832–834 (1983)

[141] Hofmann, T., Meinertz, T., Hartmüller, E., Treese, N., Kasper, W., Pop, T., Meyer, J.:
Plötzlicher Herztod bei idiopathischer dilativer Kardiomyopathie. Dokumentation im 24-Stunden-Langzeit-EKG.
Internist **25:** 510–513 (1984)

[142a] Holland, O. B.:
Diuretic-Induced Hypokalaemia and Ventricular Arrhythmias.
Drugs **28** (Suppl. I): 86–92 (1984)

[142b] Holland, O. B.:
Potassium Loss. Ventricular Irritability and the risk of Sudden Death in Hypertensive Patients.
Drugs **31** (Suppl. 4): 78–84 (1986)

[143a] Hollifield, J. W., Slaton, P. E. jr., Moore, L. C.:
Thiazide diuretics, hypokalemia, and cardiac arrhythmias.
In: Wester, P. O., ed. Electrolytes and the heart. A Symposium sponsored by Merck Sharp & Dohme International. June 18–19, 1982, Gothenburg, Sweden, S. 111–119 (1982)

[143b] Hollifield, J. W.:
Potassium and magnesium abnormalities: diuretics and arrhythmias in hypertension.
American Journal of Medicine **77** (5A): 28–32 (1984)

[144] Holme, I. Helgeland, A., Hjermann, J., Leren, P., Lund-Larsen, P. G.:
Treatment of Mild Hypertension with Diuretics.
JAMA **251:** 1298–1299 (1984)

[145] Holmes, J., Kubo, S. H., Cody, R. J., Kligfield, P.:
Arrhythmias in Ischemic and Nonischemic Dilated Cardiomyopathy: Prediction of Mortality by Ambulatory Electrocardiography.
Am. J. Cardiol. **55:** 146–151 (1985)

[146] Hommel, E., Parving, H. H., Mathiesen, E., Edsberg, B., Nielsen, M. D., Giese, J.:
Effect of captopril on kidney function in insulin-dependent diabetic patients with nephropathy.
Brit. med. J. **293:** 467–469 (1986)

[147] Honerjäger, P.:
Die inotrope Digitaliswirkung auf molekularer und zellulärer Ebene.
Dtsch. Ärzteblatt: 535–539 (1986)

[148] Huang, S. K., Messer, J. V., Denes, P.:
Significance of ventricular tachycardia in idiopathic dilated cardiomyopathy: observations in 35 patients.
Am. J. Cardiol. **51:** 507–511 (1983).

[149] Hurst, J. W.:
The Heart Arteries and Veins. Fifth Edition.
McGraw-Hill Book Company (1982)

I

[150a] Ikram, H., Chan, W., Espiner, E. A., Nicholls, M. G.:
Haemodynamic and hormone responses to acute and chronic frusemide therapy in congestive heart failure.
Clinical Science and Molecular Medicine **59:** 433 (1980)

[150b] Ikram, J., Maslowski, A. H., Nicholls, M. G., Espiner, E. A., Hull, T. L.:
Haemodynamic and hormonal effects of captopril in primary pulmonary hypertension.
Brit. Heart J. **48:** 541–545 (1982)
[150c] Ikram, H., Nicholls, M. G., Fitzpatrick, M. A., Crozier, I. G.:
ACE inhibitors or inotropic drugs after diuretics in heart failure – a personal critique.
In: 134, S. 176 (1986)
[150d] Ikram, H.:
Diskussion.
In: 134, S. 189 (1986)

J

[151] Jensen, H., Ring-Larsen, H., Garsdal, P., Fruergaard, P.:
Carotid artery stenosis exposed by an adverse effect of captopril.
Brit. med. J. **293:** 1073–1074 (1986)
[152] Jin, M., Lindpainter, Wilhelm, M. J., Lang, R. E., Unger, Th., Ganten, D.:
Converting Enzyme Inhibitors: Possible Role for Cardiac Site of Action.
Zeitsch. f. Kardiol., Band **76:** 68 (1987)
[153] Johansson, B. W.:
Magnesium Infusion in Decompensated Hypomagnesemic Patients.
Acta Pharmacol. Toxicol. **54:** Suppl. I:125–130 (1984)
[154] Johnson, R. A., Palacios, I.:
Dilated cardiomyopathy of the adult.
N. Engl. J. Med **307:** 1051–1058, 1119–1126 (1982)
[155] Joy, M. D..
The vasomotor centre and its afferent pathways.
Clinical Science and Molecular Medicine **48:** 253s–256s (1975)

K

[156a] Kannel, W. B., Castelli, W. P., McNamara, P. M., McKee, P. A., Feinleib, M.:
Role of blood pressure in the development of congestive heart failure.
N. Engl. J. Med. **287:** 781–787 (1972)
[156b] Kannel, W. B., Savage, D., Castelli, W. P.:
Cardiac failure in the Framingham study: twenty-year follow-up.
In: Ref. 1, pp. 15–30
[156c] Kannel, W. B., Hjortland, M., Castelli, W. P.:
Role of diabetes in congestive heart failure: the Framingham study.
Am. J. Cardiol. **34:** 29–34 (1974)
[156d] Kannel, W. B., Dawber, T. R.:
Hypertension as an ingredient of a cardiovascular risk profile.
Brit. J. Hosp. Med.: 508–523 (1974)
[156e] Kannel, W. B., McGee, D. L., Schatzkin, A.:
An Epidemiological Perspective of Sudden Death 26-Years Follow-Up in the Framingham Study.
Drugs **28:** 1–16 (1984)
[157] Kastanos, N., Miro, R. E., Agusti-Vidal, Al.:
Captopril in pulmonary hypertension.
Brit. Heart J. **49:** 513–514 (1983)

[158] Kaushik, S. K., Kaul, U., Malhotra, A., Gopinath, P. G., Bhatia, M. L.:
Long Term Captopril Therapy In Severe Congestive Heart Failure.
JAPI **34/6:** 399–403 (1986)

[159] Kikis, D., Heck, I.:
Therapie der chronischen Herzinsuffizienz (NYHA III und IV) mit Captopril – Akut- und Langzeitergebnisse.
Herz/Kreisl. **18:** 496–503 (1986)

[160] Kingma, J. H., DeGraeff, P. A., van Gilst, W. H., van Binsbergen, E., de Langen, C. D. J., Wesseling, H.:
Effects of intravenous captopril on inducible sustained ventricular tachycardia one week after experimental infarction in the anaesthetized pig.
In: 134, S. 159 (1986)

[161] Kinney, E. L., Carlin, B., Ballard, J. O., Burks, J. M., Hallahan, W. E., Zelis, R.:
Clinical Experience with Amrinone in Patients with Advanced Congestive Heart Failure.
J. Clin. Pharmac. **22/10:** 433–440 (1982)

[162] Kirsten, R., Kirch, W., Heintz, B.:
Diuretika und das Renin-Angiotensin-Aldosteron-System. Ergebnisse einer klinisch-pharmakologischen Studie mit Esmalorid®.
In: Mutschler, E., Vetter, W.: Medikamentöse Hochdrucktherapie: Stellenwert der Diuretika.
Perimed Fachbuch-Verlags-GmbH, Erlangen, S. 71 (1985)

[163] Kjekshus, J. K., Soyland, E., Dickstein, K., Abrahamsen, A. M., Gundersen, T.:
Sustained Haemodynamic Effects of Enalapril in Left Ventricular Failure.
Journ. of Hypertension, **1:** 143–145 (1983)

[164a] Kleber, F. X.:
Einfluß von Captopril auf die Lebenserwartung bei Patienten mit chronischer Herzinsuffizienz.
Herz **12, I:** 38–45 (1987)

[164b] Kleber, F. X.:
Überlebenszeitverlängerung durch ACE-Hemmer.
Münch. med. Wschr. **129:** 1–9 (1987)

[165] Klepzig, M., Strauer, B. E.:
Was ist gesichert in der Therapie der Herzinsuffizienz.
Internist **28:** 30–43 (1987)

[166] Koch, G.:
Beta-receptor and calcium blockade in ischemic heart disease: effects on systemic and pulmonary hemodynamics and on plasma catecholamines at rest and during exercise.
In: Puech, P., Krebs, R.:
4th International Adalat Symposium. Excerpta Medica. Amsterdam–Oxford–Princeton. S. 131 (1980)

[167] Kondowe, G. B., Copeland, S., Passmore, A. P., Leahey, W. J., Johnston, G. D.:
The Effect of Chronic Captopril Therapy on Adrenergic Receptors, Plasma Noradrenaline and the Vascular Responses to Infusion of Noradrenaline.
Eur. J. Clin. Pharmac. **32:** 229–235 (1987)

[168] Kramer, J.:
Neue Aspekte der Hochdruckpathogenese – Rationale Basis für den Einsatz von Diuretika.
Diuretika **III:** 148–154 (1985)

[169] Kremer, D., Lindop, G., Brown, W. C. B., Morton, J. J., Robertson, J. I. S.:
Angiotensin-induced myocardial necrosis and renal failure in the rabbit: distribution of lesions and severity in relation to plasma angiotensin II concentration and arterial pressure.
Cardiovasc. Res. **15:** 43–46 (1981)

[170] Kubo, S. H., Cody, R. J., Laragh, J. H., Prida, X. E., Atlas, S. A., Yuan, Z., Sealey, J. E.:
Immediate Converting-Enzyme Inhibition with Intravenous Enalapril in Chronic Congestive Heart Failure.
Amer. J. Cardiol. **55:** 122–126 (1985)

[171] Kugler, J., Maskin, C. S., Fristhman, W., Sonnenblick, E. H., LeJemtel, T. H.:
Variable clinical response to long-term angiotensin inhibition in severe heart failure: Demonstration of additive benefits of alpha-receptor blockade.
Amer. Heart J. **104:** 1154–1158 (1982)

[172a] Kuller, L. H.:
Sudden death – definition and epidemiologic considerations.
Prog. Cardiovasc. Dis. **23:** 1–12 (1980)

[172b] Kuller, L., Farrier, N., Caggiula, A., Borhani, N., Dunkle, S.:
Relationship of Diuretic therapy and Serum Magnesium Levels among Participants in the multiple risk factor intervention trial.
Am. J. of Epidemiology **122, 6:** 1045–1059 (1985)

[172c] Kuller, L. H., Hulley, S. B., Cohen, J. D., Neaton, J.:
Unexpected effects of treating hypertension in men with electrocardiographic abnormalities: a critical analysis.
Circulation **73:** 114–123 (1986)

[173] Kyle, M. C., Freis, E. D.:
Serial Measurements of Systolic Time Intervals During Treatment with Hydrochlorothiazide Alone and Combined with Other Antihypertensive Agents.
Amer. J. Cardiol. **55:** 107–111 (1985)

L

[174] Laks, M. N., Morady, F.:
Norepinephrine – The myocardial hypertrophy hormone?
Amer. Heart J. **91:** 674–675 (1976)

[175] Laragh:
Diskussion.
In: 220l

[176] Ledingham, J. G. G.:
Effects of angiotensin II and of angiotensin converting enzyme inhibition in chronic renal failure.
Kidney International **31/20:** 112–116 (1987)

[177] Lee, W. H., Packer, M.:
Prognostic importance of serum sodium concentration and its modification by converting enzyme inhibition in patients with severe chronic heart failure.
Circulation **73/2:** 257–267 (1986)

[178] Lehmann, M., Schmid, P., Keul, J.:
Sympathische Aktivität bei Patienten mit Koronarinsuffizienz.
Z. Kardiol. **73:** 428–433 (1984)

[179a] Leier, C. V., Magorien, R. D., Desch, C. E., Thompson, M. J., Unverferth, D. V.:
Hydralazine and isosorbid dinitrate: Comparative central and regional hemodynamic effects when administered alone or in combination.
Circulation **63:** 102–109 (1982)

[179b] Leier, C. V., Bambach, D., Nelson S., Hermiller, J. B., Huss, P., Magorien, R. D., Unverferth, D. V.:
Captopril in Primary Pulmonary Hypertension.
Circulation **67/1:** 155–161 (1983)

[179c] Leier, C. V., Dalpiaz, K., Huss, P., Hermiller, J. B., Magorien, R. D., Bashore, T. M., Unverferth, D. V.:
Amrinone therapy for congestive heart failure in outpatients with idiopathic dilated cardiomyopathy.
Am. J. Card. **52:** 304–308 (1983)

[179d] Leier, C. V., Huss, P., Magorien, R. D., Unverferth, D. V.:
Improved exercise capacity and differing arterial and venous tolerance during chronic isosorbide dinitrate therapy for congestive heart failure.
Circulation **67:** 817–822 (1983)

[180] Lemke, R., Lippok, R., Kaltenbach, M., Bussmann, W. D.:
Orale Langzeittherapie der therapierefraktären chronischen Herzinsuffizienz mit Isosorbiddinitrat im Vergleich zu Phentolamin.
Z. Kardiol. **68:** 82–88 (1978).

[181] Levine, S. R., Crowley, T. J., und Hai, H. A.:
Hypomagnesemia and Ventricular Tachycardia.
Chest **81:** 244–246 (1982)

[182a] Levine, T. B., Cohn, J. N.:
Determinants of acute and long-term response to converting enzyme inhibitors in congestive heart failure.
Amer. Heart J. **104:** 1159–1163 (1982)

[182b] Levine, T. B., Francis, G. S., Goldsmith, S. R., Simon, A. B., Cohn, J. N.:
Activity of the sympathetic nervous system and Renin-angiotensin system assessed by plasma hormone levels and their relation to hemodynamic abnormalities in congestive heart failure.
Am. J. Cardiol. **49:** 1659–1666 (1982)

[182c] Levine, T. B.:
The treatment of heart failure. Introduction.
Brit. J. of Clin. Pharmacology **18:** Suppl. 2, 145 (1984)

[182d] Levine, T. B.:
Current concepts in the treatment of congestive heart failure.
Brit. J. of Clin. Pharmacology **18:** Suppl. 2, 147 (1984)

[182e] Levine, T. B., Olivari, M. T., Garberg, V., Sharkey, S. W., Cohn, J. N.:
Hemodynamic and clinical response to enalapril, a long-acting converting-enzyme inhibitor, in patients with congestive heart failure.
Circulation **69/3:** 548–553 (1984)

[182f] Levine, T. B. Olivari, M. T., Cohn, J. N.:
Angiotensin Converting Enzym Inhibitors in Congestive Heart Failure.
Amer. J. Med. **81:** 36–38 (1986)

[183] Liang, C. S., Sherman, L. G., Doherty, J. U., Wellington, K., Lee, V. W., Hood, W. B.:
Sustained improvement of cardiac function in patients with congestive heart failure after short-term infusion of dobutamine.
Circulation **69/1:** 113–119 (1984)

[184a] Libretti, A., Catalano, M.:
Captopril in the treatment of hypertension associated with claudication.
In: 134, S. 34 (1986)

[184b] Libretti, A.:
Diskussion.
In: 134, S. 45 (1986)

[185] Linz, W., Schölkens, B. A.:
Influence of Local Converting Enzyme Inhibition on Angiotensin and Bradykinin Effects in Ischemic Rat Hearts.
J. of Cardiovascular Pharmacol. **10:** 75–82 (1987)

[186] Lipkin, D. P., Frenneaux, M., Maseri, A.:
Beneficial Effect Of Captopril In Cardiogenic Shock.
The Lancet 327 (1987)

[187] Loogen, F., Köhler, E., Kuhn, H.:
Herzinsuffizienz.
Fortschr. Med. **16:** 563–566 (1981)

[188a] Lown, B., Verrier, R. L.:
Neural activity and ventricular fibrillation.
N. Engl. J. Med. 294, 1165 (1976)

[188b] Lown, B.:
Clinical investigations.
In Proceedings of the Conference on Behavioral Medicine and Cardiovascular Disease, Session on Biobehavioral Factors in Cardiac Arrhythmias and Sudden Death. Organized by the American Heart Association and cosponsored by the National Heart, Lung, and Blood Institute, Sea Island, Georgia, February 1985.

[189] Lubbe, W. F., Daries, P. S., Opie, L. H.:
Ventricular arrhythmias associated with coronary artery occlusion and reperfusion in the isolated perfused rat heart: a model for assessment of antifibrillatory action of antiarrhythmic agents.
Cardiovasc. Res. **12:** 212–220 (1978)

M

[190] Madsen, E. B., Gilpin, E., Henning, H., et al.:
Prognostic importance of digitalis after acute myocardial infarction.
J. Am. Coll. Cardiol. **3:** 681–689 (1984)

[191] Magnani, B., Magelli, C.:
Captopril in mild heart failure: preliminary observations of a long-term, double-blind, placebo-controlled multicentre trial.
In: 134, S. 153 (1986)

[192] Manning, A. S., Hearse, D. J.:
Reperfusion-induced arrhythmias, mechanisms and prevention.
J. Mol. Cell. Cardiol. **16:** 497–518 (1984)

[193a] Marchionni, N., Pini, R., Vannucci, A., Conti, A., DeAlfieri, W., Calamandrei, M., Bari, M. D., Ferrucci, L., Moschi, G., Lombardi, A., Greppi, B.:
Hemodynamic effects of digoxin inacute myocardial infarction in man: A randomized controlled trial.
Amer. Heart J. **109:** 63–68 (1985)

[193b] Marchionni, N., Conti, A., DeAlfieri, W., Bari, M., Ferrucci, L., Lombardi, A., Moschi, G., Vannucci, A.:
Ibopamine in Congestive Heart Failure Refractory to Digitalis, Diuretics, and Captopril.
J. Clin. Pharmac. **26:** 74–77 (1986)

[194] Maslowski, A. H., Nicholls, M. G., Ikram, H., Espiner, E. A.:
Haemodynamic, hormonal and electrolyte responses to captopril in resistant heart failure.
Lancet **2:** 71–74 (1981)

[195a] Maskin, C. S., Siskind, S. J., Lejemtel, T. H.:
High prevalence of nonsustained ventricular tachycardia in severe congestive heart failure.
Am. Heart J. **107:** 896–901 (1984)

[195b] Maskin, C. S.:
Intermittierende parenterale inotrope Therapie bei Patienten mit chronischer Herzinsuffizienz.
Heart Failure **2/3:** 117–127 (1986)

[196] Maslowski, A. H., Nicholls, M. G., Ikram, H., Espiner, E. A.:
Haemodynamic, Hormonal, and Electrolyte Responses To Captopril In Resistant Heart Failure.
The Lancet **2:** 71–74 (1981)

[197] Massie, B., Bourassa, M., DiBianco, R., Hess, M., Konstam, M., et al.:
Long-term oral amrinone for congestive heart failure: lack of efficacy in a multicenter controlled trial.
Circulation **71:** 963–971 (1985)

[197c] Massie, M., Conway, M.:
Survival of patients with congestive heart failure: past, present, and future prospects.
Circulation **75:** Suppl. IV 11–19 (1987)

[197d] Massie, M., Kramer, L., Topic, R. N.:
Lack of relationship between the short-term hemodynamic effects of captopril and subsequent clinical responses.
Circulation **69/6:** 1135–1141 (1984)

[198] Matthews, D. M., Wathen, C. G., Bell, D., Collier, A., Muir, A. L., Clarke, B. F.:
The effect of captopril on blood pressure and glucose tolerance in hypertensive non-insulin-dependent diabetics.
In: 134, S. 73 (1986)

[199a] Mattioli, G., Ricci, S., Rigo, R., Fusaro, M. T., Cappello, C.:
Effects of captopril in heart failure complicating acute myocardial infarction and persistence of acute haemodynamic effects in chronic heart failure after 3 years of treatment.
Postgraduate Medical Journal **62/1:** 164–166 (1986)

[199b] Mattioli, G., Ricci, S., Rigo, R., Fusaro, M. T., Cappello, C.:
Effects of captopril in heart failure complicating acute myocardial infarction and persistence of acute haemodynamic effects in chronic heart failure after 3 years of treatment.
In: 134, S. 164 (1986)

[200a] McAlpine, H. M., Morton, J. J., Lecki, B., Dargie, H. J.:
Haemodynamic Effects of Captopril in Acute Left Ventricular Failure Complicating Myocardial Infarction.
J. Cardiovasc. Pharmac. **9/2:** 25–30 (1987)

[200b] McAlpine, H. M., Findlay, I. N., Gillan, G., Henderson, E., Wilson, T. J., Dargie, H. J.:
Neuroendocrine mechanisms in acute myocardial infarction.
Brit. Heart J. **55:** 503–504 (1986) abstr.

[201] McGrath, B. P., Arnolda, L. F.:
Enalapril Reduces the Catecholamine Response to Exercise in Patients with Heart Failure.
Eur. J. Clin. Pharmac. **30:** 485–487 (1986)

[202] McKee, P. A., Castelli, W. P., McNamara, P. M., Kannel, W. B.:
The natural history of congestive heart failure: the Framingham study.
N. Engl. J. Med. **285:** 1441–1446 (1971)

[203] Meinertz, T., Hofman, T., Kasper, W., Treese, N., Bechtold, H., Stienen, U., Pop, T., Leitner, E.-R. V., Andersen, D., Meyer, J.:
Significance of ventricular arrhythmias in idiopathic dilated cardiomyopathy.
Am. J. Cardiol. **53:** 902–907 (1984)

[204] Messerli, F. H., Schmieder, R.:
Left Ventricular Hypertrophy: A Cardiovascular Risk Factor in Essential Hypertension.
Drugs **31** (Suppl. 4): 192–201 (1986)

[205a] Mettauer, B., Rouleau, J.-L., Burgess, J. H.:
Detrimental arrhythmogenic and sustained beneficial hemodynamic effects of oral salbutamol in patients with chronic congestive heart failure.
Am. Heart J. **4:** 840–847 (1985)

[205b] Mettauer, B., Rouleau, J. L., Daly, P.:
The effect of captopril on the coronary circulation and myocardial metabolism of patients with coronary artery disease.
Postgraduate Medical Journal **62:** 54–58 (1986)

[205c] Mettauer, B., Rouleau, J. L., Daly, P.:
The effect of captopril on the coronary circulation and myocardial metabolism of patients with coronary artery disease.
In: 134, S. 54 (1986)

[205d] Mettauer, B., Rouleau, J.-L., Bichet, D., et al.:
Differential long-term intrarenal and neurohormonal effects of captopril and prazosin in patients with chronic congestive heart failure: importance of initial plasma renin activity.
Circulation **73:** 492–502 (1986)

[206] Meyer, T. W., Anderson, S., Rennke, H. G., Brenner, B. M.:
Converting Enzyme Inhibitor Therapy Limits Progressive Glomerular Injury in Rats with Renal Insufficiency.
Amer. J. med. **79:** 31–35 (1985)

[207] Mimran, A.:
Diskussion.
In: 134, S. 46 (1986)

[208] Minematsu, K., Yamaguchi, T., Tsuchiya, M., Ito, K., Ikieda, M., Omae, T.:
Effect Of Angiotensin Converting Enzyme Inhibitor (Captopril) On Cerebral Blood Flow In Hypertensive Patients Without A History Of Stroke.
Clin. Exp. Hypertens. [A] **9**(2–3): 551–556 (1987)

[209] Montanaro, D., Antonelio, A., Baggio, B., Finotti, P., Melacini, P., Ferrari, M.:
Effect of digoxin on plasma renin activity in hypertensive patients.
Int. J. Clin. Pharmacol. Ther. Toxicol. **18:** 322–323 (1980)

[210] Morrison, J., Coromilas, J., Robbins, M., Ong, L., Eisenberg, S., Stechel, R., Zema, M., Reiser, P., Scherr, L.:
Digitalis and myocardial infarction in man.
Circulation **62:** Nr. 1, 8–16 (1980)

[211] Moss, A. J., Davis, H. T., Conard, D. L., DeCamilla, J. J., Odoroff, C. L.:
Digitalis associated cardiac mortality after myocardial infarction.
Circulation **64:** 1150–1156 (1981)

N

[212a] Naccarelli, G. V., Prystowsky, E. N., Jackman, W. M., Heger, J. J., Rahilly, G. T., Zipes, D. P.:
Role of electrophysiologic testing in managing patients who have ventricular tachycardia unrelated to coronary artery disease.
Am. J. Cardiol. **50:** 165, 1982

[212b] Naccarelli, G. V., Gray, E. L., Dougherty, A. H., Hanna, J. F., Goldstein, R. A.:
Amrinone: Electrophysiologic effects.
Circulation Vol. 68, Suppl III, Abstr. 1983

[213a] Nayler, W. G.
Calcium antagonists.
European Heart J. **1:** 225 (1980)

[213b] Nayler, W. G.:
The heart cell: Some metabolic aspects of cardiac arrhythmias.
Acta Med. Scand. Suppl. **647:** 17–29 (1981)

[214] Niarchos, A. P., Whitman, H. H., Goldstein, J. E., Laragh, J. H.:
Hemodynamic effects of captopril in pulmonary hypertension of collagen vascular disease.
Amer. Heart J., **104:** 834–837 (1982)

[215a] Nicholls, M. G., Ikram, H., Espiner, E. A., Maslowski, A. H., Scandrett, M. S., Penman, T.:
Hemodynamic and hormonal responses during captopril therapy for heart failure: Acute, chronic and withdrawal studies.
Am. J. Cardiol. **49:** 1497–1501 (1982)

[215b] Nicholls, M. G., Ikram, H., Espiner, E. A., Webster, M. W. I., Fitzpatrick, M. A.:
Enalapril in heart failure.
Brit. J. of Clin. Pharmacology, Vol. 18, Suppl. 2: 163 (1984)

[216] Niutta, E., Tripodi, M. G., Cusi, D., Pati, C., Dossi, F., Elli, A., Bianchi, G.:
Effects of captopril and of the other antihypertensive drugs on cell membrane ion transport – a preliminary report.
Postgraduate Medicine J. **62:** Suppl. 1, 13–15 (1986)

[217a] Nordrehaug, J. E.:
Malignant Arrhythmias in Relation to Serum Potassium Values in Patients with an Acute Myocardial Infarction.
Acta Medica Scandinavia **647:** 101–106 (1981)

[217b] Nordrehaug, J. E., von der Lippe, G.:
Hypokalaemia and ventricular fibrillation in acute myocardial infarction.
Br. Heart J. **50:** 525–529 (1983)

O

[218] Oei, H. Y., Geyskes, G. G., Dorhout Mees, E. J., Puylaert, C. B. A. J.:
The Significance of Captopril Renography in Renovascular Hypertension.
Contr. Nephrol. Vol. 56: 95–103 (Karger, Basel, 1987)

[219] Von Olshausen, K., Schafer, A., Mehmel, H. C., Schwarz, F., Senges, J., Kubler, W.:
Ventricular arrhythmias in idiopathic dilated cardiomyopathy.
Br. Heart J. **51:** 195–201 (1984)

P

[220a] Packer, M., Medina, N., Yushak, M.:
Contrasting hemodynamic responses in severe heart failure: Comparison of captopril and other vasodilator drugs.
Amer. Heart J. **104:** 1215–1223 (1982)

[220b] Packer, M., Greenberg, B., Massie, B.,, Dash, H.:
Deleterious effects of hydralazine in patients with pulmonary hypertension.
New Engl. J. of Med. **306:** 1326–31 (1982)

[220c] Packer, M., Medina, N., Yushak, M., Meller, J.:
Hemodynamic patterns of response during long-term captopril therapy for severe chronic heart failure.
Circulation **68/4:** 803–812 (1983)

[220d] Packer, M.:
Conceptual Dilemmas in the Classification of Vasodilator Drugs for Severe Chronic Heart Failure.
Amer. J. med. 3–13 (1984)

[220e] Packer, M., Medina, N., Yushak, M.:
Efficacy of Captopril in Low-Renin-Congestive Heart Failure: Importance of Sustained Reactive Hyperreninemia in Distinguishing Responders from Nonresponders.
Amer. J. Cardiol. **54:** 771–777 (1984)

[220f] Packer, M., Medina, N., Yushak, M.:
Correction of dilutional hyponatremia in severe chronic heart failure by converting-enzyme inhibition.
Ann. Intern. Med. **100:** 782–789 (1984)

[220g] Packer, M., Medina, N., Yushak, M.:
Hemodynamic and clinical limitations of long-term inotropic therapy with amrinone in patients with severe chronic heart failure.
Circulation **70:** 1038–1047 (1984)

[220h] Packer, M., Medina, N., Yushak, M., Hung Lee, W.:
Usefulness of plasma renin activity in predictin haemodynamic and clinical responses and survival during long term converting enzyme inhibition in severe chronic heart failure.
Brit. Heart J. **54:** 298–304 (1985)

[220i] Packer, M.:
Sudden unexpected death in patients with congestive heart failure: a second frontier.
Brit. Heart J., Vol. **72:** 681–685 (1985)

[220j] Packer, M., Medina, N., Yushak, M.:
Hemodynamic changes mimicking a vasodilator drug response in the absence of drug therapy after right heart catheterization in patients with chronic heart failure.
Circulation Vol. **71 No. 4:** 761–766 (1985)

[220k] Packer, M., Medina, N., Yushak, M.:
Comparative Immediate Hemodynamic and Hormonal Effects of Amrinone and Captopril in Patients with Severe Chronic Heart Failure.
Amer. J. Med. Sci., **Vol. 291, No. 1:** 53, 8–15 (1986)

[220l] Packer, M.:
The Role of Vasodilator Therapy in the Treatment of Severe Chronic Heart Failure.
Drugs **32:** 13–26 (1986)

[220m]Packer, M., Gottlieb, S. S., Kessler, P.:
Hormone-Electrolyte Interactions in the Pathogenesis of Lethal Cardiac Arrhythmias in Patients with Congestive Heart Failure.
Amer. J. Med.: Vol. **80:** 23–29 (1986)

[220n] Packer, M., Lee, W. H., Medina, N., Yushak, M.:
Influence of Renal Function on the Hemodynamic and Clinical Responses to Long-Term Captopril Therapy in Severe chronic Heart Failure.
Annals of Internal Medicine **104:** 147–154 (1986)

[220o] Packer, M., Kessler, P. D., Gottlieb, St. S.:
Adverse effects of converting-enzyme inhibition in patients with severe congestive heart failure: pathophysiology and management.
Postgrad. Med. **3, 62** (Suppl. 1): 179–182 (1986)

[220p] Packer, M., Hung Lee, W.:
Provocation of Hyper- and Hypokalemic Sudden Death During Treatment with and Withdrawal of Converting-Enzyme Inhibition in Severe Chronic Congestive Heart Failure.
Amer. J. Cardiol., Vol. **57:** 347–348 (1986)

[220q] Packer, M., Hung Lee, W., Yushar, M., Medina, N.:
Comparison of Captopril And Enalapril in Patients with Severe Chronic Heart Failure.
New Engl. J. Med., Vol. **315, No. 14:** 847–853 (1986)

[220r] Packer, M., Medina, N., Yushak, M.:
Comparative Hemodynamic and Clinical Effects of Long-Term Treatment with Prazosin and Captopril for Severe Chronic Congestive Heart Failure Secondary to Coronary Artery Disease or Idiopathic Dilated Cardiomyopathy.
Amer. J. Cardiol. **57:** 1323–1327 (1986)

[220s] Packer, M.:
Why do the Kidneys Release Renin in Patients with Congestive Heart Failure? A Nephrocentric View of Converting-Enzyme Inhibition.
Amer. J. Cardiol. **60:** 179–183 (1987)

[220t] Packer, M., Lee, W. H., Medina, N., Yushak, M., Kessler, P. D.:
Functional renal insufficiency during long-term therapy with captopril and enalapril in severe chronic heart failure.
Ann. Intern. Med. **106:** 346–354 (1987)

[220u] Packer, M.:
Do Vasodilators Prolong Life In Heart Failure.
New Engl. J. Med. **316/23:** 1471–1473 (1987)

[220v] Packer, M., Lee, W. H., Medina, N., Yushak, M., Kessler, P. D., Gottlieb, S. S.:
Influence of diabetes mellitus on changes in left ventricular performance and renal function produced by converting enzyme inhibition in patients with severe chronic heart failure.
Am. J. Med. **82:** 1119–1126 (1987)

[220w] Packer, M., Medina, N., Yushak, M.:
Role of the Renin-Angiotensin System in the Development of Hemodynamic and Clinical Tolerance to Long-Term Prazosin Therapy in Patients with Severe Chronic Heart Failure.
J. Am. Coll Cardiol., **7,** Nr. 3: 671–680 (1986)

[220x] Packer, M.:
Prolonging life in patients with congestive heart failure: the next frontier. Introduction.
Circulat., **Vol. 75,** Suppl. IV (1987)

[220y] Packer, M., Lee, W. H., Kessler, P. D., Gottlieb, S. S., Bernstein, J. L., Kubin, M. L.:
Role of neurohormonal mechanisms in determining survival in patients with severe chronic heart failure.
Circulat., **Vol. 75,** Suppl. IV, 80–92 (1987)

[221] Papademetriou, V., Price, M., Notargiacomo, A., Gottdiener, J., Fletcher, R. D., Freis, E. D.:
Effect of diuretic therapy on ventricular arrhythmias in hypertensive patients with or without left ventricular hypertrophy.
Amer. Heart J. **110:** 595 (1985)

[222a] Parmley, W. W.:
Pathophysiology of Congestive Heart Failure.
Amer. J. Cardiol. **56:** 7A–11A (1985)

[222b] Parmley, W. W., Chatterjee, K.:
Congestive Heart Failure and Arrhythmias: An Overview.
Amer. J. Cardiol. **57:** 34B–37B (1986)

[222c] Parmley, W. W., Chatterjee, K.:
Congestive Heart Failure and Arrhythmias: An Overview.
Amer. J. Cardiol. **57:** 34B–37B (1986)

[222d] Parmley, W. W.:
Medical treatment of congestive heart failure: Where are we now?
Circulat. **Vol. 75,** Suppl. IV, 4–10 (1987)

[223] Parving, H. H., Hommel, E., Edsberg, B., Mathiesen, E., Nielsen, M. D., Giese, J.:
The effect of captopril on glomerular filtration rate and albuminuria in insulin-dependent diabetic patients with nephropathy (Abstract).
In: 134, S. 65 (1986)

[224a] Paulson, O. B., Jarden, J. O., Vorstrup, S., Holm, S., Godtfredsen, J.:
Effect of captopril on the cerebral circulation in chronic heart failure.
Europ. J. Clinical Investigation **16:** 124–132 (1986)

[224b] Paulson, O. B.:
Diskussion.
In: 134, S. 45 (1986)

[225] Perticone, F., Adinolofi, L., Bonaduce, D.:
Efficacy of magnesium sulfate in the treatment of torsade de pointes.
Am. Heart Journal Vol. **112, Nr. 4:** 847–849 (1986)

[226a] Pfeffer, J. M., Pfeffer, M. A., Braunwald, E.:
Influence of chronic captopril therapy on the infarcted left ventricle of the rat.
Circ. Res. **57:** 84–95 (1985)

[226b] Pfeffer, J. M., Pfeffer, M. A., Braunwald, E.:
Hemodynamic benefits and prolonged survival with long-term captopril therapy in rats with myocardial infarction and heart failure.
Circulation **75:** (Suppl. I) I–149 (1987)

[227a] Pfeffer, M. A., Pfeffer, J. M., Steinberg, C., Finn, P.:
Survival after an experimental myocardial infarction: beneficial effects of long-term therapy with captopril.
Circulation **72:** 406–412 (1985)

[227b] Pfeffer, M. A., Lamas, G. A., Vaughan, D. E., Parisi, A. F., Braunwald, E.:
Attenuation of Progressive Ventricular Enlargement Following Anterior M. I. in Man by Captopril.
Abstract IV–171 (1986)

[228] Pignide, L., Hersch, R.:
Efficacy and limits of magnesium therapy in extra systole.
Magnesium **4:** 272–279 (1985)

[229a] Pitt, B.:
Natural history of patients with congestive heart failure.
Am. J. of Med. **81:** Suppl. 4C, 32–35 (1986)

[229b] Pitt, B.: Evaluation of the Patient with Congestive Heart Failure and Ventricular Arrhythmias.
Am. J. Cardiol., **57:** 19B–24B (1986)

[230a] Poll, D. S., Marchlinski, F. E., Buxton, A. E., Doherty, J. U., Waxman, H. L., Josephson, M. E.:
Sustained ventricular tachycardia in patients with idiopathic dilated cardiomyopathy: electrophysiologic testing and lack of response to antiarrhythmic drug therapy.
Circulation **70:** 451–456 (1984)

[230b] Poll, D. S., Marchelinsky, E., Buxton, A. E., Josephson, E.:
Usefulness of Programmed Stimulation in Idiopathic Dilated Cardiomyopathy.
Am. J. Cardiol. **58:** 992–997 (1986)

[231] Pool, J., Kunst, K., van Wermeskerken, A. L.:
Two monitored cases of sudden death outside hospital.
Brit. Heart J. **40:** 627–629 (1978)

[232a] Poole-Wilson, P. A.:
The myocardial cell membrane: the effect of diuretics.
R. Soc. Med. Int. Congress & Symposium Ser. **44:** 9–16 (1981)

[232b] Poole-Wilson, P. A.:
The role of digitalis in the future.
Brit. J. of Clin. Pharmacology **18:** Suppl. 2, 151 (1984)

[233] Pouleur, H., Engler, R. L., Link, J., Printz, M. P., Covell, J. W.:
Changes in plasma renin activity and haemodynamics during vasodilator therapy in conscious dogs with myocardial infarction or chronic volume overload.
Eur. J. clin. Invest. **13:** 331–338 (1983)

R

[234] Rahimtoola, S. H., Gunner, R. M.:
Digitalis in acute myocardial infarction: help or hazard?
Ann. Intern. Med. **82:** 234–240 (1975)

[235] Raij, L., Chiou, X. C., Oivens, R., Wrigley, B.:
Therapeutic implications of hypertension-induced glomerular injury. Comparison of enalapril and a combination of hydralazin, reserpine, and hydrochlorothiazide in an experimental model.
Am. J. Med. **79** (Suppl. 3C): 37–41 (1985)

[236] Reams, G. P., Bauer, J. H.:
Effect of Enalapril in Subjects With Hypertension Associated With Moderate to Severe Renal Dysfunction.
Arch. Int. Med. **146:** 2145–2148 (1986)

[237] Redleaf, P. D., Lerner, I. J.:
Thiazide-induced hypokalemia with associated major ventricular arrhythmias: report of a case and comment on therapeutic use of bretylium.
JAMA **206:** 1302–1304 (1968)

[238] Regnitz, V., Rudolf, W.:
Dilatative Kardiomyopathie: Charakterisierung durch klinische und hämodynamische Befunde.
Herz **10:** 125–133 (1985)

[239] Reisch, Chr., Mann, J., Ritz, E.:
Konversionsenzymhemmer in der antihypertensiven Behandlung niereninsuffizienter Patienten.
Dtsch. med. Wschr. **112:** 1249–1252 (1987)

[240] Rett, K., Jauch, K. W., Wicklmayr, M., Dietze, G., Fink, E., Mehnert, H.:
Angiotensin converting enzyme inhibitors in diabetes: experimental and human experience.
In: 134, S. 59 (1986)

[241] Reuben, S. R., Thomas, R. D.:
The relationship between serum potassium and cardiac arrhythmias following cardiac infarction in patients aged over 65 years.
Current Medical Research and Opinion **7** (Suppl. 1): 79–82 (1982)

[242a] Reyes, A. J., Leary, W. P.:
Pathogenesis of arrhythmogenic changes due to magnesium depletion.
S. Afr. Med. J. **64:** 311–312 (1983)

[242b] Reyes, A. J.:
Interactions between magnesium and drugs in congestive heart failure.
Magnesium Bulletin **9:** 93–109 (1987)

[243] Ribstein, J., Mimran, A.:
Acute Renal Effects of Captopril in Patients with Congestive Heart Failure.
J. Clin. Hypertens. **3:** 238–244 (1986)

[244] Rich, S., Martinez, J., Lam, W., Rosen, K. M.:
Captopril as treatment for patients with pulmonary hypertension.
Brit. Heart J. **48:** 272–277 (1982)

[245] Richard, C., Ricome, J. L., Rimailho, A., Conrad, M., Auzepy, P.:
Effects of captopril on pulmonary haemodynamics.
Eur. J. Clin. Pharmacol. **27:** 35–39 (1984)

[246a] Richardson, A., Sciven, A. J. I., Parameshwar, J., Bayliss, J., Poole-Wilson, P. A., Sutton, G. C.:
Can angiotensin converting enzyme inhibitors replace diuretics as sole treatment for mild heart failure?
Br. Heart J. **57:** 80–81 (1987)

[246b] Richardson, A., Scriven, A. J., Poole-Wilson, P. A., Bayliss, J., Parameshwar, J., Sutton, G. C.:
Double-blind comparison of captopril alone against frusemide plus amiloride in mild heart failure.
The Lancet: 709–711 (1987)

[247a] Riegger, A. J. G., Liebau, G.:
The renin-angiotensin-aldosterone system, antidiuretic hormone and sympathetic nerve activity in an experimental model of congestive heart failure in the dog.
Clin. Sci. **62:** 465–469 (1982)

[247b] Riegger, G. A. J.; Liebau, G., Holzschuh, M., Witkowski, D.; Steilner, H., und Kochsiek, K.:
Role of the renin-angiotensin system in the development of congestive heart failure in the dog as assessed by chronic converting-enzyme blockade.
American Journal of Cardiology **53:** 614–618 (1984)

[247c] Riegger, G. A. J., Kochsiek, K.:
Stufendiagnostik bei der Herzinsuffizienz.
Internist **26:** 123–128 (1985)

[247d] Riegger, G. A. J., Kochsiek, K.:
Vasopressin, Renin and Norepinephrine Levels Before and After Captopril Administration in Patients with Congestive Heart Failure Due to Idiopathic Dilated Cardiomyopathy.
Amer. J. Cardiol. **58:** 300–303 (1986)

[248] Riska, H., Stenius-Aarniala, B. Sovijärvi, A. R. A.:
Comparison of the efficacy of an ACE-inhibitor and a calcium channel blocker in hypertensive asthmatics. A preliminary report.
In: 134, S. 52 (1986)

[249] Roemer-Hoffmann, H. E.:
ACE-Hemmer Captopril: mehr als ein Antihypertonikum.
Dt. Ärzteblatt **84:** Heft 50 B 2413 (1987)

[250] Rolton, H., Simpson, E., Donnelly, T., Rodger, J. C.:
Plasma potassium in acute myocardial infarction.
European Heart Journal **2** (Suppl. A), 21 (1981)

[251a] Rona, G., Chappel, C. I., Balazs, T., Gaudry, R.:
An infarct-like myocardial lesion and other toxic manifestations produced by isoproterenol in the rat.
Arch. Pathol. **67:** 443 (1959)

[251b] Rona, G., Kahn, D. S.:
The significance of factors modifying the development of isoproterenol-induced myocardial necrosis.
Amer. Heart J. **66:** 389 (1963)

[253] Roy, D., Waxman, H. L., Kienzle, M. G., Buxton, A. E., Marchlinski, F. E., Josephson, M. E.:
Clinical characteristics and long-term follow-up in 119 survivors of cardiac arrest: relation to inducibility at electrophysiologic testing.
Am. J. Cardiol. **52:** 969–974 (1983)

[254] Ruberman, W., Weinblatt, E., Goldberg, J. D., Frank, C. W., Chaudhary, B. S., und Shapiro, S.:
Ventricular premature complexes and sudden death after myocardial infarction.
Circulation **64:** 297–305 (1981)

[255] Ruder, M. A., Flaker, G. C., Alpert, M. A., Bertuso, J.:
Hypokalemia as a Cause of cardiac arrest: Results of electro physiologic testing and long-term follow-up.
Am. Heart J. **110/1:** 490–491 (1985)

[256] Ruskin, J. N., DiMarco, J. P., Garan, H.:
Out-of-Hospital Cardiac Arrest.
New Engl. J. of Med. **303:** 607–613 (1980)

[257] Ryan, M. P.:
Potassium and Magnesium-Sparing Diuretics.
Magnesium Bull. **8:** 210–218 (1986)

[258] Ryan, T. J., Bailey, K. R., McCabe, C. H., Luk, S., Fisher, L. D., Mock, M. B., Killip, T.:
The effects of digitalis on survival in high-risk patients with Coronary Artery Disease. The coronary artery surgery study (CASS).
Circulation **67:** 735–742 (1983)

[259a] Ryzen, E., Wagers, P. W., Singer, F. R., Rude, R. K.:
Magnesium deficiency in a medical CCU population.
Critical Care Medicine **13:** 19–21 (1985)

[259b] Ryzen, E., Elkayam, U., Rude, R. K.:
Low blood mononuclear cell magnesium in intensive cardiac care unit patients.
Am. Heart Journ. **III:** 475–480 (1986)

S

[260a] Safar, M. E., Bouthier, J. A., Laurent, S. M., Simon, A. Ch.:
Captopril and common carotid blood flow in patients with essential hypertension – a review.
In: 134, S. 31 (1986)

[260b] Safar, M. E.:
Diskussion.
In: 134, S. 45 (1986)

[261] Sala, H., Abad, J., Juanmiquel, L. L., Plans, C., Ruiz, J., Roig, J., Morera, J.:
Captopril and bronchial reactivity.
In: 134, S. 76 (1986)

[262] Salvedt, E., Andreassen, P., Dahl, K., Dyb, S., Flogstad, T., Hallan, H., Josephsen, J., Moum, B., Sandersen, S., Sandvei, P., Torvik, D., Wessel-Aas, T., Wideroe, T. E.:
An improved serum lipid profile in hypertensives during captopril treatment (Abstract).
In: 134, S. 78 (1986)

[263] Salvetti, A., Arzilli, F., Nuccorini, A., Simonini, N., Glorioso, N., Dessi-Fulgheri, P., Madeddu, P., Rappelli, A.:
Acute Response to Captopril as a Predictive Test for Surgery in Renovascular Hypertension.
Nephron **44/1:** 87–90 (1986)

[264] Saruta, T., Suzuki, H., Okundo, T., Kondo, K.:
Effects of angiotensin-converting enzyme inhibitors on the vascular response to norepinephrine.
Am. J. Cardiol. **49:** 1535 (1982)

[265] Schiffl, H., Knauf, H.:
Extrarenale Wirkungen von Diuretika.
In: Krück, F., Schrey, A., Diuretika III: 29–44 (1986)
Springer-Verlag 1986

[266] Schilling, H., Eisenhauer, T., Schrader, J., Scheler, F.:
Was ist gesichert in der Therapie mit Konversionshemmern?
Internist **28/12:** 810–818 (1987)

[267] Schuna, A. A., Schmidt, G. R., Pitterle, M. E.:
Serum potassium concentrations after initiation of captopril therapy.
Clin. Pharm. **5:** 920–923 (1986)

[268] Scriven, A. J. I., Lipkin, D. P., Anand, I. S., Sutton, G. C., Poole-Wilson, P. A.:
A Comparison of Hemodynamic effects of One-Month Oral Captopril and Enoximone Treatment for Severe Congestive Heart Failure.
Amer. J. Cardiol. **60:** 68C–71C (1987)

[269] Seller, R. H., Greco, J., Banach, S., Seth, R.:
Increasing the inotropic effect and toxic dose of digitalis by the administration of antikaliuretic drugs – further evidence for a cardiac effect of diuretic agents.
Am. Heart J. **90:** 56–67 (1975)

[270a] Selye, H.:
Elektrolyte, Streß- und Herznekrose.
Schwabe, Basel (1960)

[270b] Selye, H.:
The Pluricausal Cardiopathies.
Thomas, Springfield/Ill. (1961)

[270c] Selye, H.:
The Evolution of the Stress Concept.
Special Lecture **26:** 289 (1970)

[270d] Selye, H.:
Stress in health and disease Butterworths.
Boston–London (1976)

[271a] Sharpe, D. N., Coxon, R.:
Hemodynamic effects of captopril in chronic heart failure: Efficacy of low-dose treatment and comparison with prazosin.
Amer. Heart J. **104:** 1164–1170 (1982)

[271b] Sharpe, D. N., Murphy, J., Coxon, R., Hannan, S. F.:
Enalapril in patients with chronic heart failure: a placebo-controlled, randomized, double-blind study.
Circulation **70/2:** 271–278 (1984)

[271c] Sharpe, N., Murphy, J., Smith, H.:
Left ventricular dysfunction in asymptomatic patients: Effects of Captopril and Frusemide.
Abstract Circulation IV, 403

[272] Shepherd, A. N., Hayes, P. C., Jacyna, M., Morrison, L., Bouchier, A. D.:
The influence of captopril, the nitrates and propranolol on apparent liver blood flow.
393–396 (1984)

[273] Sherwin, R.:
Sudden Death in Men with Increased Risk of Myocardial Infarction. The MRFIT Programme.
Drugs **28** (Suppl. 1): 46–53 (1984)

[274a] Shionoiri, H., Yasuda, G., Takagi, N., Oda, H., Young, S. C., Miyajima, E., Umemura, S., Gotoh, E., Sesoko, S., Uneda, S., Kaneko, Y.:
Renal Haemodynamics And Comparative Effects Of Captopril In Patients With Benign- Or Malignant-Essential Hypertension, Or With Chronic Renal Failure.
Cli. and Exper.-Theory And Practice, **A9:** 543–549 (1987)

[274b] Shionoiri, H., Lino, S., Inoue, S.:
Glucose Metabolism During Captopril Mono- And Combination Therapy In Diabetic Hypertensive Patients: A Multiclinic Trial.
Clin. And Exper.-Theory And Practice, **A9:** 671–674 (1987)

[275] Simonton, C., Daly, P., Kereiakes, D., Sata, H., Parmley, W., Chatterjee, K.:
Survival in severe congestive heart failure treated with the new non-glycosidic, non-sympathomimetic oral inotropic agents (abstr.).
Circulation **70:** suppl. II–II–169 (1984)

[276] Smetana, R. H., Glogar, D. H.:
Role of Cadmium and Magnesium in Pathogenesis of Idiopathic Dilated Cardiomyopathy.
Am. Journ. of Cardiol. **58:** 364 (1986)

[277] Smith, T. W., Haber, E.:
Digitalis.
New Engl. J. Med. **289,** 945–951, 1010–1015, 1063–1072, 1125–1129 (1973)

[278] Smith, W.:
New Concepts in the Mechanisms and Treatment of Congestive Heart Failure – Epidemiology of Congestive Heart Failure.
Amer. J. Cardiol. **55/2:** 3A–8A (1985)

[279] Sobolski, J., Berkenboom, G., Degre, S.:
Acute And Chronic Hemodynamic Effects Of Enalapril In Patients With Congestive Heart Failure.
Acta Cardiol., Vol. XLI: 381–386 (1986)

[280a] Sokolow, M., McIlroy, M. B.:
In Clinical Cardiology, 2nd Edition.
Lange Medical Publication **37:** Los Altos, California (1979)

[280b] Sokolow, M., McIlroy, M. B.:
Kardiologie.
Springer-Verlag, Berlin–Heidelberg–New York–Tokyo (1981)

[281] Solomon, R. J.:
Ventricular Arrhythmias in Patients with Myocardial Infarction and Ischaemia. Relationship to Serum Potassium and Magnesium.
Drugs **28** (Suppl. I): 66–76 (1984)

[282a] Späth, G.:
Vergiftungen und akute Arzneimittelüberdosierungen.
Verlag Gerhard Witzstrock Baden-Baden Köln New York 1978
Verlag de Gruyter, Berlin–New York 1982
Neuauflage von 282 in Vorbereitung

[282b] Späth, G.:
Amiodaron.
Ein Antiarrhythmicum für therapieresistente Rhythmusstörungen.
Verlag de Gruyter, Berlin New York (1984)

[282c] Späth, G.:
Die Antiarrhythmika Ajmalin und Prajmaliumbitartrat.
Kardiologische Reihe 2.
Giulini Pharma GmbH Hannover (1986)

[282d] Späth, G.:
Mexiletin.
Edition Medizin VCH Verlagsgesellschaft mbH Weinheim (1986)

[282e] Späth, G.:
Torsade de pointes oder die andere Ursache des plötzlichen Herztodes.
Ueberreuter Verlag Wien (1988)

[282f] Späth, G.:
Sekundäre Herzrhythmusstörungen.
In Vorbereitung

[282g] Späth, G.:
Vermeidbare Medikamentnebenwirkungen.
In Vorbereitung

[283] Spann, J. F., Hurst, J. W.:
The recognition and management of heart failure.
The Heart, in: 149, S. 407–451

[284] Stamato, N. J., O'Connell, J. B., Murdock, D. K., Moran, J. F., Loeb, H. S., Scanlon, P. J.:
The response of patients with complex ventricular arrhythmias secondary to dilated cardiomyopathy to programmed electrical stimulation.
Am. Heart J. **112:** 505 (1986)

[285] Steinbeck, G., Bach, P., Haberl, R.:
Electrophysiologic and Antiarrhythmic Efficacy of Oral Sotalol für Sustained Ventricular Tachyarrhythmias: Evaluation by Programmed Stimulation and Ambulatory Electrocardiogram.
Americ. College of Cardiol., 949–958 (1986)

[286] Stoerger, H., Hadler, D., Reifart, N., Fassbinder, W., Jungmann, E., Kaltenbach, M., Bussmann, W. D.:
Langzeittherapie der schweren chronischen Herzinsuffizienz mit Captopril: eine doppelblinde randomisierte plazebokontrollierte Langzeitstudie.
Springer Verlag: 174–189 (1986)

[287] Strauer, B. E.:
Hypertrophieregression
Therapiewoche, 42: 4777–4790 (1985)

[288a] Strozzi, C., Porta Luppi, F., Cocco, G., Urso, L., Alfiero, R., Tasini, M. T., Montanari, L., Yassini, K. A., Rizzo, A.: Ergometric evaluation of the acute effects of captopril in normotensive patients with stable effort angina (Abstract)
In: **134** S. 42 (1986)

[288b] Strozzi, C., Cocco, G., Porta Luppi, F., Urso, L., Alfiero, R., Tasini, M. T., Montanari, L., Al Yassini, K., Rizzo, A.: Effects of Captopril on the Physical Work Capacity of Normotensive Patients with Stable-Effort Angina pectoris
Cardiology, **74** 226–228 (1987)

[289] Struthers, A. D., Reid, J. L.:
The role of adrenal medullary catecholamines in potassium homoeostasis.
Clinical science **66:** 377–382 (1984)

[290a] Stumpe, K. O., Kolloch, R., Overlach, A.:
Neuer Weg in der Hypertoniebehandlung
Herz + Gefäße **3:** 446–459 (1983)
[290b] Stumpe, K. O., Kolloch, R., Overlack, A.:
Captopril and enalapril: evalvation of therapeutic efficacy and safty
Practical Cardiology **10:** No. 7, 111 (1984)
[290c Stumpe, K. O., Schmengler, K., Bette, L, Overlack, A., Kolloch, R.:
Persistent hemodynamic and clinical improvement after captopril in patients with pulmonary hypertension
Herz: 217–225 (1986)
[291] Sugiyama, E., Iwata, M., Yamashita, N., Yoshikawa, T., Maruyama, M., Yano, S.:
Immunosuppression by Captorpril in vitr: Inhibtion of Human Natural Killer Activity by Copper-dependent Generation of Hydrogen Peroxide.
Jap. J. Med., **25/2:** 149–153 (1986)
[292] Sulyma, M. G.:
Angina Pectoris KHK A–Z
Medikon Verlag, München (1985)
[293a] Swedberg, K., Hjalmarson, A., Waagstein, F., Wallentin, I.:
Prolongation of survival in congestive cardiomyopathy by beta-receptor blockade.
Lancet **1:** 1374, 1979
[293b] Swedberg, K.:
Enalapril bei schwerer Herzinsuffizienz.
Münch. med. Wschr. **129:** 24, S. 30 (1987)

T

[294] Tackett, R. L., Holl, J. E.:
Increased automacity and decreased inotropism of quabain in dogs with furosemide-induced hypomagnesemia.
J. Cardiovasc. Pharmacol. **3:** 1269–1277 (1981)
[295] Takada, K., Hayashi, M., Takahashi, K., Yasui, S.:
Acute Effects Of Oral Captopril On Hemodynamics In Patients With Cor Pulmonale.
Jap. Circ. J.: 1055–1061 (1986)
[296] Tardieu, A., Virot, P., Vandroux, J. C., Vergnoux, H., Pinaud, D., Chabanier, A., Bensaid, J.:
Effects of captopril on myocardial perfusion in patients with coronary insufficiency: evaluation by the exercise test and quantitative myocardial tomoscintigraphy using thallium-201.
Postgraduate Med. J. **62/1:** 38–41 (1986)
[297] Tempero, K. F., Kramsch, D. M., Moncloa, F.:
The Safety Profile Of Enalapril.
17th International Congress of Therapy, Rome, Abstr. p. 60–64 (1983)
[298] Thompson, R. G., Cobb, L. A.:
Hypokalemia after resuscitation from out-of-hospital ventricular fibrillation.
Journal of the American Medical Association **248:** 2860–2863 (1982)
[299] Todd, P. A., Heel, R. C.:
Enalapril: A review of its pharmacodynamic and pharmacokinetic properties and therapeutic use in hypertension and congestive heart failure.
Drugs **32:** 198–248 (1986)
[300a] Topol, E. J., Cerman, B. B.:
Hypomagnesemic Torsades de Pointes.
Am. Journal of Cardiol. **52:** 1367–1368 (1983)

[300b] Topol, E. J., Traill, T. A., Fortuin, N. J.:
Hypertensive hypertrophic cardiomyopathy of the elderly.
New Engl. J. of Med. **312:** 277–283 (1985)

[301] Tschollar, W., Belz, G. G.:
Sublingual captopril in hypertensive crisis.
Lancet **2:** 34–35 (1985)

[302] Turini, G. A., Waeber, B., Brunner, H. R.:
The renin-angiotensin system in refractory heart failure:
clinical, hemodynamic and hormonal effects of captopril and analapril.
Europ. Heart J. **4:** 189–197 (1983)

[303] Tzivoni, D., Keren, A., Cohen, A. J., Loebel, H., Zahavi, I., Chenzbraun, A., Stern, S.:
Magnesium Therapy for Torsades de Pointes.
Amer. J. Cardiol. **53:** 528–530 (1984)

V

[304] Vea, A. M., Ruiz, C. G., Carrera, M., Oliver, Richart, C.:
Effect of Captopril in Nephrotic-Range Proteinuria due to Renovascular Hypertension.
Nephron, **45:** 163 (1987)

W

[305] Wang, F. S., Lien, W. P., Fong, T. E., Lin, J. L., Chering, J. J., Chen, J. H., Chen, J. J.:
Terminal Cardiac Electrical Activity in Adults Who Die Without Apparent Cardiac Disease.
Amer. J. Cardiol. **58:** 491–495 (1986)

[306] Watkins, L., Burton, J. A., Haber, E., Cant, J. R., Smith, F. W., Barger, A. C.:
The renin-angiotensin-aldosterone system in congestive heart failure in conscious dogs.
J. clin. Invest. **57:** 1606–1617 (1976)

[307] Webster, M. W. I., Fitzpatrick, A., Nicholls, G., Ikram, H., Isells, E.:
Effect of Enalapril on Ventricular Arrhythmias in Congestive Heart Failure.
Am. J. Cardiol. **56:** 566–569 (1985)

[308] Weitzenblum, E., Mammosser, M., Ehrhart, M.:
Evolution and prognosis of pulmonary hypertension in chronic obstructive pulmonary diseases.
Herz **11:** Nr. 3, 147–154 (1986)

[309] Wenting, G. J., Manin'tveld, A. J., Wolttlez, A. J., Boomsma, F., Laird-Meeter, K., Simoons, M. L., Hugenholtz, P. G., Schalekamp, M. A. D. H.:
Effects of captopril in acute and chronic heart failure: correlations with plasma levels of noradrenaline, renin, and aldosterone.
Br. Heart J. **49:** 65–76 (1983)

[309b] Wenting, G., J., Blankenstijn, P. J., Poldermans, D., Geelen, J., Derkx, F. H. M., Veld, A. J. M., Schalekamp, M. A. D. H.:
Blood Pressure Response of Nephrectomized Subjects and Patients with Essential Hypertension to Ramipril.
Am. J. Cardiol. **59:** 92D–97D (1987)

[310] Wessels, F.:
Steuerung der Digitalistherapie mti Hilfe der Eryhtrozytenelektrolyte.
In: Zumkley, H.: Stellenwert der Elektrolyttherapie bei kardiovaskulären Erkrankungen unter besonderer Berücksichtigung der Interaktion von K^{+}-Mg^{++}-Ca^{++}.
Dustri-Verlag, S. 115–129 (1987)
[311a] Wester, P. O., Dyckner, T.:
Diuretic treatment and magnesium losses.
Acta Medica Scandinavica **167** Suppl. 647: 145–152 (1981)
[311b] Wester, P. O., Dyckner, Th.:
Magnesium in cardiac failure and diuretic treatment.
Magnesium Bull. **8:** 204–209 (1986)
[312] Whelton, P. K.:
Diuretics and Arrythmias in the Medical Research Council Trial.
Drugs **28** (Suppl. 1): 54–65 (1984)
[313] Wiggelinkhuizen, J.:
Reversible renal failure and captopril therapy in renovascular hypertension.
SAMJ, Vol. 71: 332–333 (1987)
[314a] Wilson, J. R., Schwartz, J. S., Sutton, M. S., Ferraro, N., Horowitz, L. N., Reichek, N., Josephson, M. F.:
Prognosis in severe heart failure: relation to hemodynamic measurements and ventricular ectopic activity.
JACC **2:** 403–410 (1983)
[314b] Wilson, J. R.:
Use of antiarrhythmic drugs in patients with heart failure: clinical efficacy, hemodynamic results, and relation to survival.
Circulat., **Vol. 75,** Suppl. IV (1987)
[315] Withering, W.:
An Account of the Foxglove and some of its Medicinal Uses: With Practical Remarks on Dropsy and Other Diseases.
London: C. G. J. & J. Robinson (1785)
[316] Woosley, R. L., Echt, D. S., Roden, D. M.:
Effects of congestive heart failure on the pharmacokinetics and pharmacodynamics of antiarrhythmic agents.
Am. J. Cardiol **57** (Suppl. 3): 25B–33B (1985)
[317] Wu, K. D., Hsieh, B. S., Chen, W. Y., Yen, T. S., Kuo, Y. M., Tsai, T. J.:
Diagnostic Value Of Captopril Test In Primary Aldosteronism.
J. Formosan Med. Assoc. **85:** 435–442 (1986)

Z

[318a] Zähringer, J.:
Vasodilatanzien-Therapie bei Herzinsuffizienz.
Münch. med. Wschr. **127/41:** 961–964 (1985)
[318b] Zähringer, J., Schultheiß, H. P.:
Therapie der chronischen Herzinsuffizienz mit Vasodilatatoren.
Internist **27/5:** 315–321 (1986)
[319] Zielinski, J., Hawrylkiewicz, I., Gorecka, D., Gluskowski, J., Koscinska, M.:
Captopril Effects on Pulmonary and Systemic Hemodynamics in Chronic Cor Pulmonale.
Chest **90/4:** 562–565 (1986)
[320] Ziskoven, R., Hedding-Eckerich, M.:
Der Einfluß von Kalium- und Magnesiumaspartat auf Rhythmusstörungen und Insuffizienz des Herzens.
Herz und Gefäße **7:** 546–557 (1987)

[321] McGrath, M. T.:
Can Captopril Modify Experimentally Induced Cardiac Arrhythmiasa?
J. Mol. Cell. Cardiol. **17,3** (1986)

[322] Brivet, F., Delfraissy, J.-F., Giudicelli, J.-F., Rich, C., Legrand, A., Dormont, J.:
Immediate effects of captopril in acute left ventricular failure secondary to myocardial infarction
Eur. J. of clinical Invest. **11:** 369–373 (1981)

[323] Dargie, H. J., Cleland, J. G. F., Leckie, B. J., Inglis, C. G., B. W., Ford, I.:
Relation of arrhythmias and electrolyte abnormalities to survival in patients with severe chronic heart failure.
Circulat., **Vol. 75,** Suppl. IV, 89–107 (1987)

[324a] Heck, I., Schmidt, J., Mattern, H., Fricke, G., Kropp, J., Reske, S.:
Reduktion der Regurgitation bei Aorten- und Mitralinsuffizienz.
Schweiz. med. Wschr. **115:** 1615–1618 (1985)

[324b] Heck, I.:
Captopril versus Digoxin: Deutliche Überlegenheit des ACE-Hemmers.
Der Kassenarzt **23:** 34–35 (1987)

[325] Mancini, D. M., Davis, L., Wexler, J. P., Chadwick, B., Lejemtel, T. H.:
Dependence of Enhanced Maximal Exercise Performance on Increased Peak Skeletal Muscle Perfusion During Long-Term Captopril Therapy in Heart Failure.
JACC, **Vol. 10,** No. 4, 845–50 (1987)

[326] Marre, M., Leblanc, H., Suarez, L., Guyenne, T., Menard, J., Passa, P.:
Converting enzyme inhibition and kidney function in normotensive diabetic patients with persistent microalbuminuria.
Brit. Med. J. **294:** 1448 (1987)

[327] Mujais, S. K., Fouad, F. M., Textor, S. C., Tarazi, R. C., Bravo, E. L., Hart, N., Gifford, R. W.:
Transient renal dysfunction during initial inhibition of converting enzyme in congestive heart failure.
Br. Heart J. **52:** 63–71 (1984)

[328] Rouleau, J. L., Chatterjee, K., Benge, W., Parmley, W. W., Hiramatsu, B.:
Alterations in left ventricular function and coronary hemodynamics with captopril, hydralazine and prazosin in chronic ischemic heart failure: a comparative Study
Circulation **65 Nr. 4:** 671 (1982)

[329] Schmengler, K. et al.:
Hemmung des Angiotensin-Konversions-Enzyms
In: Gross, F.[133b]

[330] Fa. Schwarz, Monheim, Interne Mitteilung 1988

Kolibri 360 GmbH
Ferdinand-Jühlke-Straße 7
99095 Erfurt, Deutschland
produktsicherheit@kolibri360.de